100歳まで歩ける やわらかおしりのつくり方

I.P.F研究所主宰
磯崎文雄

青春出版社

はじめに

これからは、まさに「人生100年」の時代です。

日本人の平均寿命は、女性87歳、男性81歳ですが、この数字を信じてはいけません。平均寿命の計算には非常に若くして亡くなった方の数値も入っているので、今この本を読んでくださっているあなたのように、すでに中高年まで生き抜いてきた方は、本当に100歳ぐらいまで生きるでしょう。

ですから、誰でも100歳の自分をイメージして、そのときまで元気に歩ける体づくりをすることが必要な時代になったのです。

「それと『やわらかおしり』と何の関係が……?」

という疑問を持った方にお答えしましょう。


実は、健康を保つために体の中で一番重要な部位は、「おしり」です。

よく「体の要《かなめ》は骨盤だ」などといわれますが、それは正しいようで間違っています。

骨盤は上半身と下半身をつなぐ非常に重要な部位ですが、あくまで「骨」の集合体です。それらを組み立てて支え、きちんと働くようにバランスを取るのは、その周囲にある「筋肉」や、筋肉を包み込む「筋膜《きんまく》」なのです。

骨盤でいえば、おしりにある９つの筋肉とそれらを包む筋膜が〝正しく働くためのカギ〟を握っています。

このようにいわれても、多くの方が、自分のおしりの筋肉がどういう状態にあるかなどと考えたことがないでしょう。

さらに「おしりの筋肉が大事」と言われると、「それなら、おしりをしっかり鍛えよう」と発想する方が多くいますが、それは早合点というものです。

おしりはむやみに鍛えてはいけません。なぜなら、おしりの筋肉は鍛えれば鍛えるほど、硬くなってしまうからです。

私は35年間治療院を運営し、延べ８万人の患者さんのおしりを診てきました。そこで実感したのは、**おしりの筋肉が硬い人ほど、腰痛やひざ痛を起こしたり、歩きにくくなったりするなど、全身の不調に悩んでいるということです。**

おしりの筋肉が硬くなると、硬い筋肉が、おしりから続く脚や腰の動きを制限します。また、体の中心にあるおしりまわりの筋肉が硬くなることで、全身の血流が悪くなります。この結果、体に不調が現れるのです。

さらに、おしりの筋肉には歳とともにどんどん硬くなっていくという特徴があります。そのため、**おしりの筋肉は意識して、日々ゆるめる必要があるのです。**

ですから、おしりを鍛えて、さらに筋肉を硬くするなどもってのほか！

おしりは「鍛える」のではなく、「ゆるめて、やわらかくする」のが正解です。

もし、あなたが100歳であったとしても、おしりはゆるめることが大事。

本書の中で詳しくお話ししますが、94歳で歩きづらそうにわが治療院にやってきた男性が、おしりをゆるめることによって、大好きなダンスを再開しています。私は親しみを込めて「ダンスおじいちゃん」と呼んでいますが、94歳でダンスを踊るなんて、まさに素敵な老後ではありませんか？

おしりをゆるめることは、何歳から始めても遅くありませんし、また、何歳になっても必要なケアなのです。

これからの日本は高齢化がますます進むうえ、仕事の現場ではデスクワークが増えて、若いうちからおしりの硬い人が増えていくのが目に見えています。

実は、若い人にも「おしりをゆるめる」という発想を持ってほしいと思います。そして、自分の将来を見据えて「やわらかおしり」を維持するよう、おしりのケアを習慣化してほしいと願っています。

それと、もうひとつ、本書では大切なことを書きました。

それは日本人の体形について。もっと詳しくいえば、日本人のおしりの筋肉のつき方についてです。

私たち日本人の体は、西洋人の体とはつくりが異なります。とくに筋肉のつき方は全く違います。

自分の体の特徴を理解しないで、欧米から入ってきた理論のままストレッチをしたり、マッサージを受けたりしても、腰痛やひざ痛などの体の不調は改善しません。いろいろな健康法が欧米経由で入ってきますが、それが一時期のブームで終わってしまうのは、日本人の体に合っていないからです。

本書では、日本人である自分の体のことをよく知って、自分に合ったケアをする、ということについても詳しく解説しているので楽しみにしてください。

では始めましょう。

まずは、自分のおしりの硬さに気づくことから。

そして、お好きなエクササイズを試してみてください。きっと全身が軽くなり、脚がよく上がるようになり、歩くのが楽に、快適になったことに気づくでしょう。

100歳まで歩ける「やわらかおしり」のつくり方　目次

はじめに……3

第1章
いくつになっても歩けるカギは「おしり」にある！

その「硬いおしり」が寝たきりの原因に！……16
もしかして、ガチガチ……？　おしりの硬さをチェック……22
日本人はおしりに過剰な負荷をかけている……29
やわらかい筋肉を支える「筋膜」とは……34
間違ったケアで体のゆがみがさらにすすむ！……39

寝たきり予防は日本人の体に合った方法で……43
太もも、ふくらはぎ……鍛えてばかりだと、歩けなくなる!?……47
おしりをほぐしたら、94歳でも社交ダンスが踊れた！……53
長年の〝歩行困難〟も、おしりをほぐして解消……55
「やわらかおしり」が、人生を変える！……57

第2章 簡単だけどよく効く！おしりほぐしエクササイズ

エクササイズを始める前に……62
ボールを2個準備しよう……64
左右のコリをチェックしよう……65

中臀筋ストレッチ……66
チクタクエクササイズ❶（中臀筋ほぐし）……68
チクタクエクササイズ❷（中臀筋ほぐし）……70
チクタクエクササイズ❸（中臀筋ほぐし）……72
ごろ寝大臀筋・中臀筋ほぐし❶……74
ごろ寝大臀筋・中臀筋ほぐし❷……76
ごろ寝中臀筋ほぐし……78
座って行う大臀筋・中臀筋ほぐし……80
「ながらおしりほぐし」で体がみるみる変わる！……82
ポイントは「頑張らない、競争しない、習慣にしない」……84
おしりほぐし＋朝のウォーキングで驚きの健康効果が！……91
水中ウォーキングなら、楽をしながら高い効果が望める！……93

第3章 なぜおしりをゆるめると一生健康でいられるのか

おしりの筋肉は、人間にとって最も重要なパーツ……98
二足歩行を支えるおしりの筋肉「大臀筋」と「中臀筋」……100
姿勢が悪いのは、背骨でなくおしりのせいだった！……104
硬いおしりが引き起こす「恐るべき負の連鎖」とは……110
おしりの「ズレ」が骨格のズレを生む……116
体がやわらかくても、中臀筋だけ硬い人が多い事実……120
おしりは鍛えるべき！　の思い違いで歩けなくなる!?……126
8万人の体を変えた「押して動かす」ケアの秘密……130

やわらかおしりが、全身の血流を変える……134

第4章 おしりをほぐすと、人生が変わる

むくまない、冷えない人はおしりがやわらかい……138
知らなかった！　おしりとひざ・腰の深い関係……142
肩コリ・首コリはおしりから解消する……148
椎間板ヘルニア・坐骨神経痛といわれていた症状まで改善！……150
やわらかおしりが、下半身の脂肪も消す……155
おしりをほぐすだけで、眠りが劇的に変わった！……159
腸内も脳も、おしりほぐしで生き生きと変わる……162

婦人科系の病気まで改善するおしりほぐしの力……165
美しくまっすぐな脚が手に入る……170
体が軽くなり、外出が楽しみに！……174
おわりに……177

編集協力／佐藤雅美
本文イラスト／池田須香子
本文デザイン／岡崎理恵
本文ＤＴＰ／キャップス

第1章

いくつになっても歩けるカギは「おしり」にある！

その「硬いおしり」が寝たきりの原因に！

●「おしり」を鍛えるのは逆効果

全身の健康にとって重要な体のパーツは、どこだと思いますか？

太もも、骨盤、背骨……などと答える方が多いかもしれません。

実は、全身の健康を保つために重要な体の部位は「おしり」なのです。おしりが、健康な体のカギを握るといっても過言ではありません。

しかし、おしりが全身の健康にとって大切であるということは、まだ多くの方に認知されていないように感じます。

おしりといえば、排泄器官がある場所、転んだときに厚い脂肪がクッションになる場所というのが一般認識で、おしりが全身の健康にとって重要であると思っている方は、ほとんどいないでしょう。

しかし、おしりには「上半身を支え、下半身を動かすときの要《かなめ》になる」という重要な働きがあります。

体の中心にあるおしりが不健康な状態になると、全身の不調の原因になりますし、さらにおしりの衰えがすすむと、立ったり歩いたりすることもできなくなります。

現に、おしりの筋肉の老化によって、脚を自由に動かせなくなり、寝たきりになってしまう方までいるのです。

このようなお話をすると「それなら、おしりを鍛えよう!」と考える方が多いのですが、それは間違いです。

私の治療院に来てくださる患者さんの中にも、一生懸命おしりを鍛えている方がいますが、**おしりの真実を熟知している者としては「おしりを鍛えるべき!」という風潮に危惧を抱いています。**

読者のみなさんの中にも、おしりを鍛えている方がいるかもしれません。

健康のために頑張っている方にこのようなことをいうのは、酷ですが、**実はおしりを鍛えることで、かえって健康を害することがあるのです。**

なぜなら、**おしりの老化というのは「おしりの筋肉が硬くなる」こと**だからです。のちほど詳しく説明しますが、老化した硬いおしりの筋肉が脚の動きを制限したり、下半身、そして全身の血流を悪くします。

おしりを鍛えると、使われたおしりの筋肉は硬くなります。硬くなった筋肉を、やわらかい状態に戻すことが重要なのにもかかわらず、おしりを鍛えてしまうと、筋肉をますます硬くしてしまうのです。つまり、おしりの筋肉を鍛えても、老化の解消にならないどころか、おしりの老化をすすめることになります。

今、おしりの筋トレをしている方は即刻やめて、本書をじっくり読んでいただきたいと願います。

自分のおしりの硬さに気づけないのは、なぜ？

「おしりの筋肉を鍛えると、硬くなる」と言われても、いまいちピンとこない方が多いかもしれません。そもそも、自分のおしりの硬さがどれくらいなのか、把握できている方もほとんどいないでしょう。

「あなたのおしりは、硬いですか？　それとも、やわらかいですか？」

こう問いかけても、自分のおしりが硬いと答える人は、ほぼいません。私の治療院にやって来る患者さんはおしりの硬い方ばかりですが、誰も自覚がないということを日々経験しているから、わかります。

自分で自分のおしりを触って

「硬くないです。垂れているし、タプタプでやわらかいです」

と、みなさん答えます。確かに中高年ともなると若かったときのハリは失われるので、おしりの表面だけを触れば、やわらかいはずです。しかし、それは、**おしりの皮膚がたるんでいるだけのこと。**

皮膚というのは、21ページのイラストのように大きく分けて3つの層でできています。一番外側にあるのが「表皮《ひょうひ》」、その下にあり血管や神経が分布しているのが「真《しん》皮《ぴ》」、さらにその下に存在するのが「皮下組織（脂肪組織）」です。

その3層になった皮膚の下に「筋肉」があります。

ですから、皮膚のハリがなくなって、おしりの表面がやわらかくなっていると、おしり全体、筋肉までやわらかいと考えがちですが、そうではありません。たるんだ皮膚の下の筋肉はガッチガチに固まっていることがほとんどです。

さらに、おしりの脂肪は分厚いため、筋肉を直接触ることがなかなかできません。

そのためおしりが硬いことが、自分ではわからないという事態が起きるのです。

本当はおしりの筋肉がガチガチに固まっているのに、その上の皮膚がたるんでいるがゆえに「こんなにおしりがたるんでいては駄目だ。すぐに鍛えなくては!」と考えてしまう方が多々います。

たるんだおしりが嫌だという気持ちはよくわかりますが、むやみにおしりを鍛えると、おしりの筋肉はどんどん硬くなり、老化がすすみます。

「おしりの筋肉をゆるめてやわらかくする」ことからスタートしなければ、本当の意味でおしりを健康な状態にすることはできないのです。

筋肉と皮膚の構造

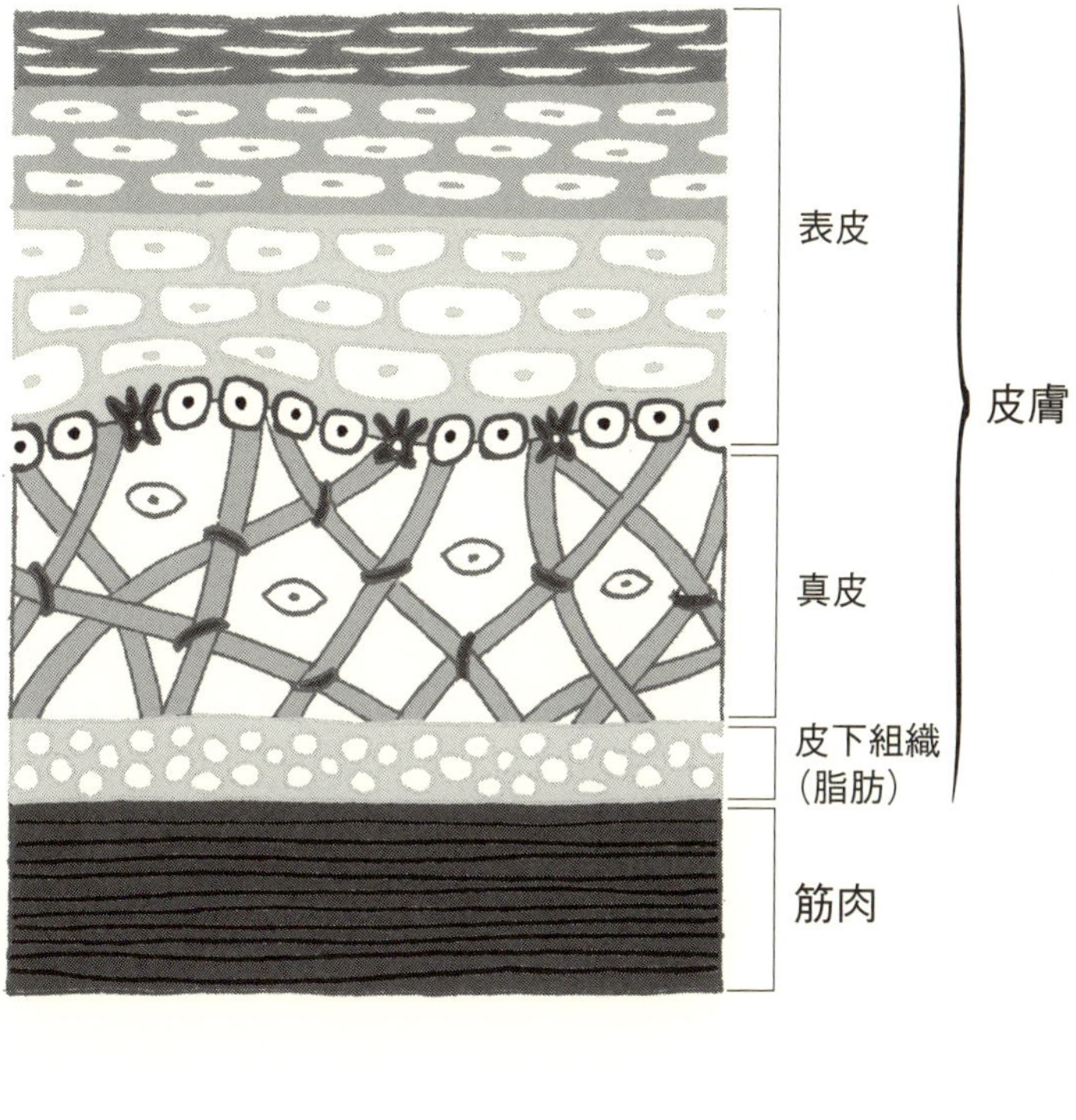

もしかして、ガチガチ……？
おしりの硬さをチェック

●自分のおしりの状態を知ろう

ここで、自分のおしりの硬さを知る簡単なチェックをしてみましょう。

①両ひざをくっつけた状態で立ち、足先をまっすぐ前向きに揃えます。

②かかとをつけたまま、足先をそれぞれ左右に開きます。ひざを曲げずに、さらに、両ひざの内側をつけて行いましょう。どこまで足先が開くか確認してください。

③次に、①の姿勢に戻り、足の先と先をくっつけるようにして、今度はかかとを開きます。ひざは曲げずにまっすぐ伸ばした状態で行ってください。このときも、どこまでかかとが開くか、確認してください。

おしりの硬さチェック

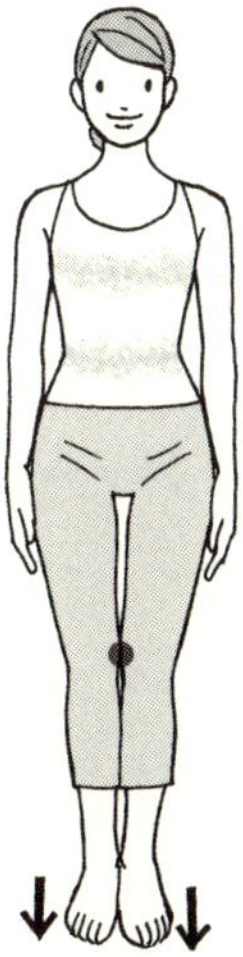

①両ひざをつけ、足先を前に向けて立つ。

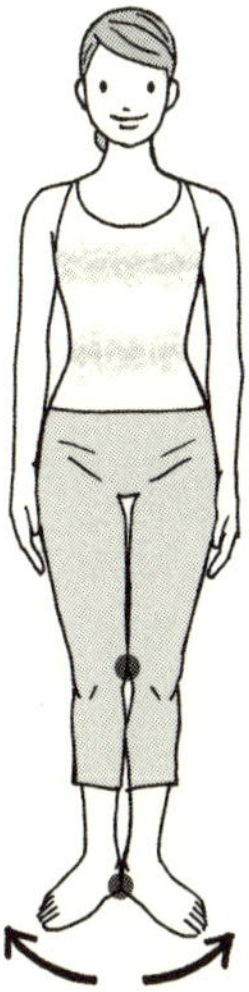

②足先を左右に開く。どこまで開くか確認する。

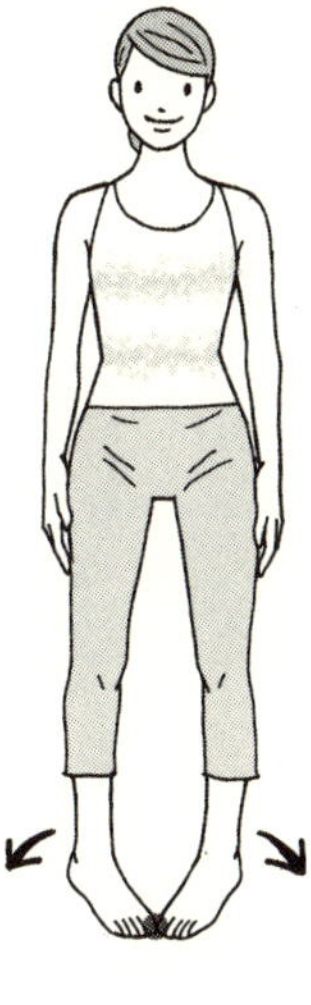

③かかとを左右に開く。どこまで開くか確認する。

②、③では、それぞれ、どの角度まで、足先やかかとを動かせたでしょうか？

②では、右足と左足が一本の棒のように水平になる「１８０度開き」ができると、おしりの筋肉がやわらかいといえます。③では、かかとをそれぞれ65度以上外側に動かすことができれば、おしりの筋肉がやわらかいことが証明できます。

ただし、ほとんどの人が②にしろ、③にしろ、右足と左足が一本の棒のように水平になる状態まで、足先やかかとを開くのは無理でしょう。どれくらい足先やかかとを動かすことができたか、確認してください。**どちらも、足先やかかとが動かない人ほど、おしりが硬くなっています。**

また、「②ではかなり動かせたが、③ができない」など、開き方に差があるという場合も多くあります。それは、ふだんの姿勢にその人独自のクセがあったり、スポーツなどによって、筋肉の使い方に偏りがあるからです。

どちらかが大きく動かせたとしても、もう一方ができていなければ、やはり、おしりが硬いということになります。

よく「長年スポーツをやってきたから筋肉には自信がある」、または「現在、筋トレをしておしりを使っているから、おしりはやわらかいはず」と思い込んでいる人がいます。しかし、**スポーツや筋トレはもちろん、ヨガ、ダンスなどとも、おしりの筋肉の柔軟性はまったく関係ありません。**

このチェックテストができなければ、おしりに関してはガチガチに固まっていると認識しましょう。

歩幅が狭くなっていませんか?

おしりが硬い人は歩幅が狭くなって、チョコチョコ歩きになっている場合がよくあります。

- **脚が上がらず、「もっと早く」と思うけれど、どんどん他の人に追い抜かれる**
- **歩くときに、腰のあたりが固まっている感じがして脚が動かしづらい**
- **思いも寄らないちょっとした段差につまずきそうになる**

このようなことを日々感じているようであれば、おしりの筋肉が硬くなり、それによって歩幅が狭くなっているといえます。

狭い歩幅で小刻みにしか歩けなくなると、「早く、早く」と気持ちだけが焦り、脚がついていきません。そのため、とても急いで歩くことになります。このような状況になると、ちょっとした凸凹につまずいて転倒してしまうこともあります。

さらに、おしりが硬いのを放ったまま歩いていると、爪先が上がらず、すり足になりがちです。その結果、1～2センチの段差で転んでしまい、手や顔を打ったり、脚の骨を折ったりするのです。それで寝たきりになってしまう人も後を絶ちません。

自分がチョコチョコ歩きになっていると自覚すると、ウォーキングや足腰の筋トレを始めることが多いのですが、それは逆効果です。ウォーキングや筋トレを行う前に、まず、おしりの筋肉をゆるめましょう。

おしりの筋肉がやわらかくなると、脚が苦もなく上がるようになって、日常生活の中で、脚をしっかり使って歩くことができるようになります。これだけで硬いおしりのままウォーキングや筋トレをしていたときよりも、全身をしっかり使えて、高い運

動効果が得られるのです。

さらに、おしりがやわらかくなって歩幅が広がれば、歩くことがとても快適になるので、ウォーキングも、より快適に実践できます。

硬いおしりのまま、無理してウォーキングや筋トレを行っても、脚が動かないため続けるのが非常につらくなりますし、効果もなかなか上がりません。

まず、おしりをゆるめて、歩きやすい状態をつくる——。健康のためには、これがとても大切なのです。

●腰痛やひざ痛がある人は要注意！

私の治療院には、毎日さまざまな患者さんが訪れます。

来院のきっかけは、腰痛、ひざ痛、脚のしびれ、歩行困難などですが、実際に施術をしてみると、ほとんど全員、おしりがカチカチに硬くなっています。

しかし、来院される方の多くが、自分のおしりが硬いと自覚していません。

治療師の私からすると、体の痛みや不具合とおしりの筋肉の硬さは直結した問題ですが、一般の方にはその視点がないように感じます。

もし、あなたが体のどこかに痛みやコリ、しびれなどを感じていたら、まず、おしりの硬さを疑ってみてください。

さて、「一般の方には」と書きましたが、ここには整形外科医などの専門家も含めざるを得ません。

患者さんの中には、腰痛やひざ痛で整形外科に何年もかかり、いくつもの病院を回ってきたという方が少なくないからです。

腰痛の原因の約85%は「不明」といわれていますが、本当にそうでしょうか？　**腰痛を訴えている方のおしりを実際に触ってみると、その原因はおしりの筋肉にあることがわかります。ひざ痛も同じです。**

第4章で詳しくお話ししますが、おしりの筋肉が固まっているから、脊椎《せきつい》（背骨）に余計な負担がかかって腰に痛みが発生します。また、おしりの横あたりからひざまで続く腸脛靭帯《ちょうけいじんたい》という靭帯が引っ張られることによって、ひざが痛くなるのです。

腰痛やひざ痛を本気で治したいのであれば、まず、おしりをゆるめることが先決。第2章から、自分でできるケア方法を紹介しますので、是非お試しください。

日本人はおしりに過剰な負荷をかけている

おしりの筋肉は自然にゆるまない

人間の体には、なんと400以上の筋肉があります。

その大きさや役割はいろいろですが、お腹の筋肉（腹直筋）や太ももの筋肉（大腿四頭筋《だいたいしとうきん》）のように、年齢とともにゆるんで弱くなっていく筋肉がある一方、おしりの筋肉のように、何歳になっても、ひたすら年とともに硬くなっていく筋肉があります。

とくに、**おしりにある「中臀筋《ちゅうでんきん》」は、普通に生活しているだけでも、年々硬くなっ**

ていきます。

このようにいわれても「中臀筋など意識したことがない」という方が大半でしょう。

おしりはひとつの筋肉でできているわけではありません。大臀筋《だいでんきん》、中臀筋、小臀筋《しょうでんきん》などの主に9つの筋肉で、できています。その中では名前のとおり、大臀筋が一番大きい筋肉で、おしりの大部分を占め、上体を支えています。

日本人はこの大臀筋が発達していないため、中臀筋がその役割を担い、体を支えています。中臀筋とはおしりの中で2番目に大きい筋肉で内部にあります。**日本人の体では、上半身を支えるときの負担が、この中臀筋に大きくかかっているのです。**

しかし、中臀筋で上半身を支えるといっても限界があります。

立食パーティーに行けば一目瞭然ですが、2〜3時間立ちっぱなしでいられる日本人はごく少数ではないでしょうか?

西洋人は大臀筋が発達しているのでおしりが大きく、立ち姿勢に安定感があります。そのため、2〜3時間立っているのも、苦ではないようです。対して、パーティーも

おしりをつくる9つの筋肉

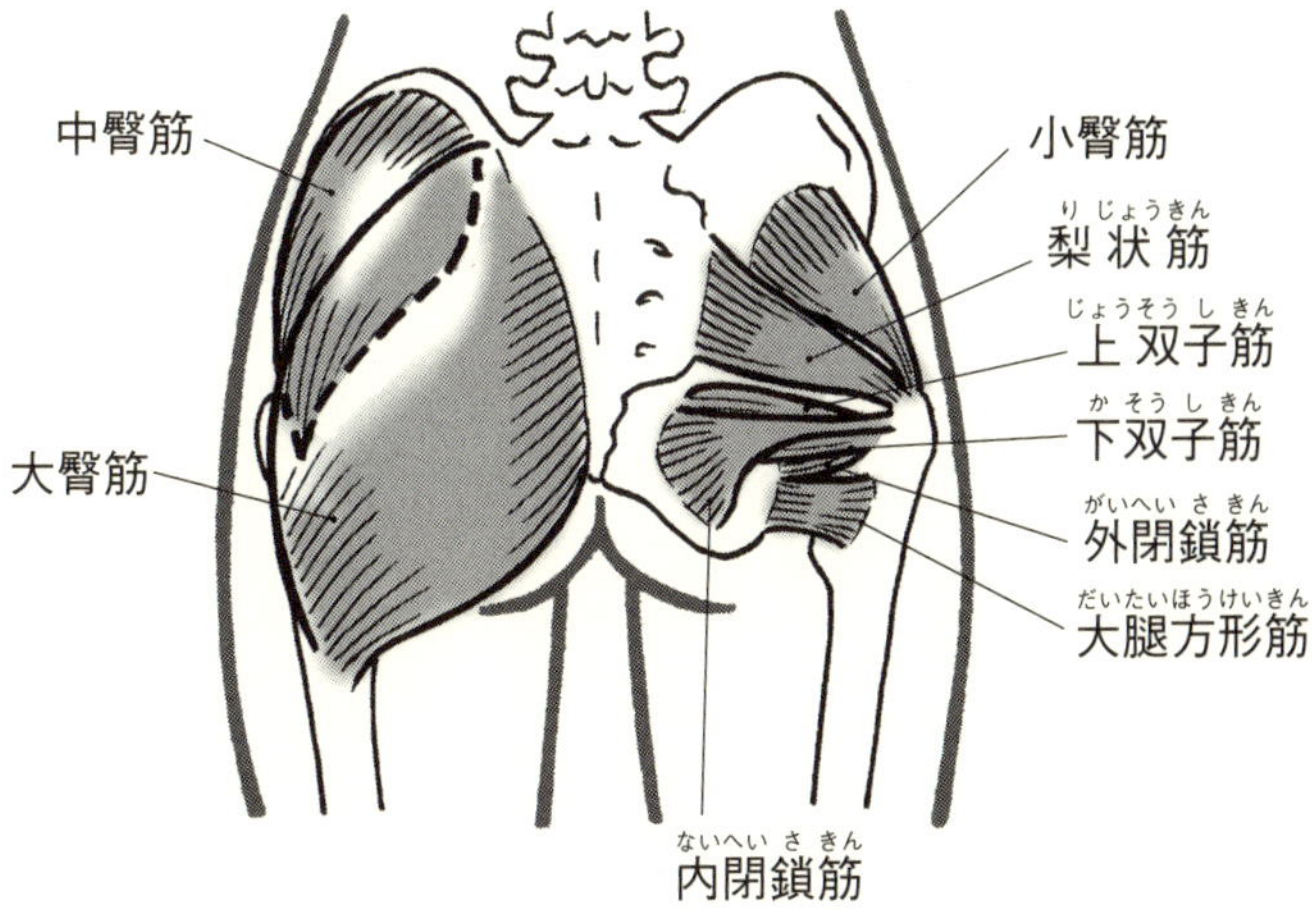

半ばを過ぎると、ほとんどの日本人が壁際の椅子に座っている光景をよく目にします。

日本人は立っているだけで中臀筋を酷使するため、ずっと立っていると腰が痛くなり、すぐに座りたくなるのです。

では、座っているときはどうかというと、普通に座るだけならば、中臀筋はゆるんでいるので問題ありません。

ただ、長時間座り続けることは問題です。パソコンを使ったデスクワークや車の運転など、座り仕事を続けていると、どうしても疲れて背中が丸まってきます。

そうした悪い姿勢を長時間続けると上半

身で支えきれない負荷が、おしり、とくに中臀筋にかかるため、中臀筋が硬くなります。

さらに長時間動かないことで、おしりの血行も悪くなるのです。

私たちは、日本人の体の特性からして、また、座り仕事が多いという現代の生活事情からして、おしりが硬くなっていくことを止められません。

そして、最も硬くなりがちなおしりの筋肉、中臀筋は、意識してほぐそうとしない限り、勝手にほぐれることがないのです。

●おしりの筋肉の状態を左右する、筋膜という存在

おしりには9つの筋肉があると前述しましたが、ひとつの筋肉というのは、実は、たくさんの「筋線維《きんせんい》」の集合体です。

最小単位で1マイクロミリメートル（1000分の1ミリ）という非常に細い筋線維を「筋膜《きんまく》」という薄い膜が包み、ひとつの筋肉として機能させています。

体内のことは目に見えないので、わかりづらいかもしれません。

身近な例では、鶏肉をイメージするといいでしょう。鶏もも肉や鶏むね肉を使うとき、皮（人でいう皮膚）をはがすと、皮の下に白い薄い膜があります。これが「筋膜」にあたる部分です。それをはがすと、その下に肉（筋肉）があり、その肉は細く割くことができます。つまり「筋線維」に分割することができるのです。

この筋膜は、筋肉を包み込んで体をスムーズに動かすために重要な働きをしていますが、姿勢や体の使い方にクセがあると、筋膜と筋膜が、または、筋肉と筋膜が癒着してしまい、筋膜にゆがみができます。**ゆがんだ筋膜が筋肉の動きを制限し、筋肉を硬くしていくのです。**

つまり、**固まった筋肉をきちんとほぐし、やわらかな状態にするには、筋膜にアプローチすることが大変重要だといえます。**

やわらかい筋肉を支える「筋膜」とは

筋膜には2種類ある

筋膜について、少し専門的に説明しましょう。

筋膜は、主にコラーゲン線維でできている薄い膜です。筋膜には弾性線維も含まれているため、しなやかで伸縮性に富んでいます。

筋膜には大きく分けてふたつの種類があります。

ひとつが、先に説明した1つひとつの筋肉を包み込んでいる筋膜、「深在《しんざい》筋膜」。何十万本と集まった筋線維を包み、ひとつの筋肉として機能するように働く筋膜です。

もうひとつが、骨や内臓、神経、靭帯、腱《けん》など、体を構成するほとんどの要素を包

み、そうした個々の要素同士を立体的につなぐ役割をしている「皮下《ひか》筋膜」。全身にネットのように張りめぐらされているので、「第二の骨格」ともいわれています。

骨や筋肉や内臓だけがあっても体は成立しません。骨や筋肉、内臓をあるべき場所に固定しておく「皮下筋膜」がなければ、皮膚の中で体のパーツはバラバラになってしまいます。体全体を覆っている皮下筋膜や、筋肉を形づくっている深在筋膜という〝つなぎ〟があってこそ、個々の要素が連結して立体的になり、連動しあって動くことができるのです。

深在筋膜と筋肉は3層の〝入れ子〟になっている

先に「筋膜は、筋肉や筋膜と癒着する」とお伝えしましたが、皮下筋膜と深在筋膜、ふたつの筋膜のうち、癒着するとやっかいなのは、どちらだと思いますか？

体全体を覆う皮下筋膜だと思う方が多いかもしれませんが、**実は癒着すると困るのは、それぞれの筋肉を覆っている深在筋膜です。なぜなら、深在筋膜は単純に1枚の筋膜が筋肉を包んでいるだけではなく、筋膜が筋肉の中で層のようになって、筋肉を**

包み込んでいるからです。

筋肉の一番上を覆っている深在筋膜を「筋上膜《きんじょうまく》」といいます。その中には筋線維が詰まっていますが、実は、左のイラストのようにいくつかの房に分かれています。みかんの皮を剝《む》くと、中に薄皮に包まれた房があるでしょう。あのイメージです。

筋上膜の中の筋膜（みかんの〝薄皮〟にあたる部分）が「筋周膜《きんしゅうまく》」です。それを剝くと、さらに房に分かれていて、筋肉の極小単位である「筋原線維《きんげんせんい》」を「筋内膜《きんないまく》」が包んでいます。

●筋膜のゆがみが骨格のゆがみに！

筋線維や筋膜が何層になっていようが、それぞれが健全に独立していれば、スムーズに体を動かすことができますし、筋肉が硬くなることもありません。

たとえば、何層にもなった着物、十二単を着た人が動けるのは、1枚1枚の着物がくっついておらず、左右に少しずつ動くからです。

筋肉の場合も、筋肉内の3層を構成しているそれぞれの要素（筋線維と筋膜）が独

皮下筋膜と深在筋膜

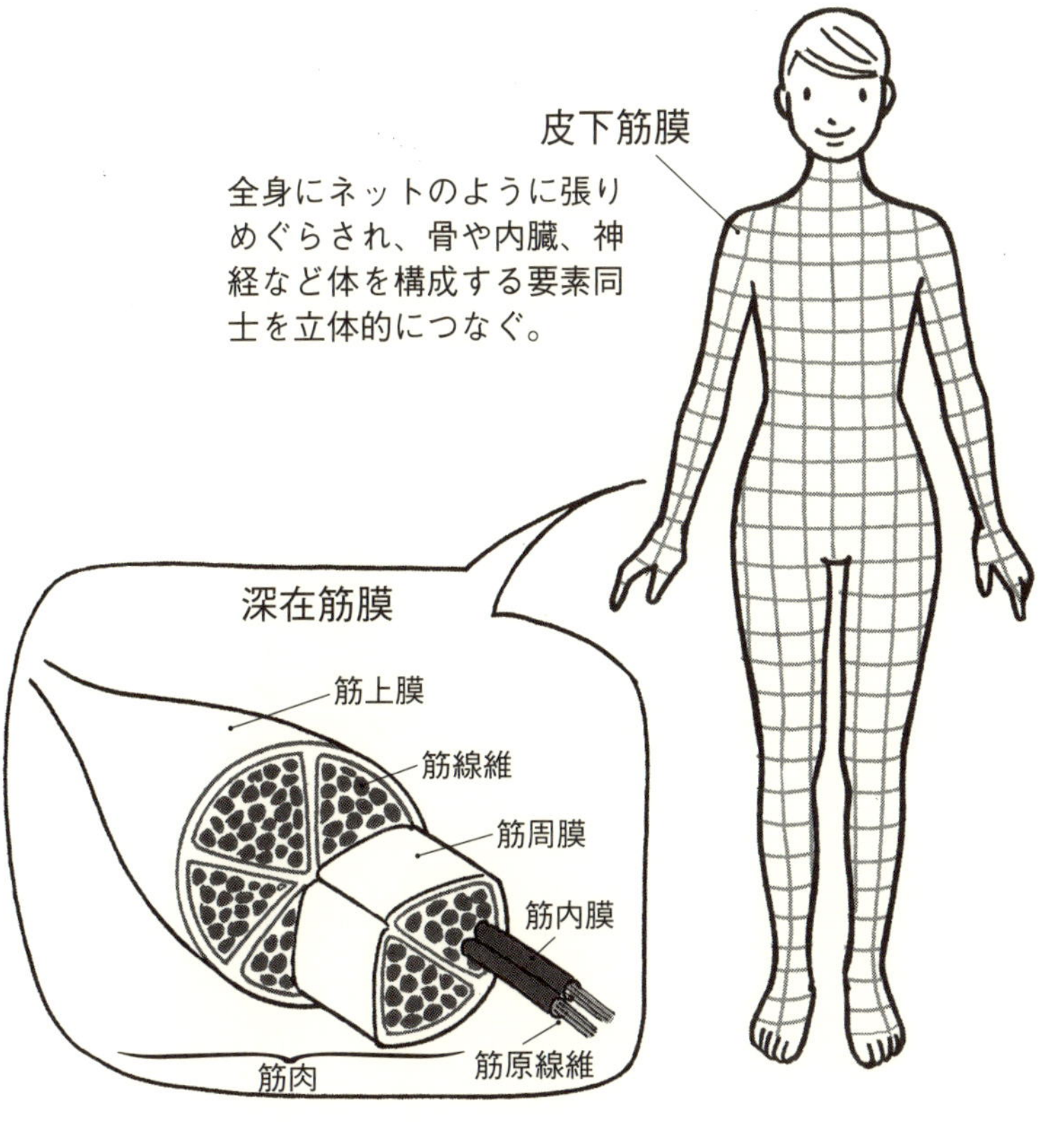
皮下筋膜
全身にネットのように張りめぐらされ、骨や内臓、神経など体を構成する要素同士を立体的につなぐ。
深在筋膜
筋上膜
筋線維
筋周膜
筋内膜
筋原線維
筋肉

立していれば、それぞれに動いてきちんと機能を果たせます。

ところが、**悪い姿勢などで無理な負担をかけることによって、筋膜にねじれ、シワ、ひきつれなどが起こると、筋肉も筋膜も本来の動きができなくなります。**

筋膜のねじれやシワを毎回ほぐして、しっかり休ませることができればいいのですが、長時間労働やスポーツなどで筋肉と筋膜を酷使すると、筋膜のねじれは消えなくなり、ゆがみとして定着してしまいます。

筋膜のゆがんだ部分はずっと筋肉と接着しているので、そこに癒着が起きるというわけです。

こうなると、くっついた筋膜が筋肉の動きを制限し、また、他の筋膜ともくっついて、さらなる癒着を起こしていくので、筋膜も筋肉も大きなひとかたまりになり、動きがどんどん制限されます。

おしりでいえば、中臀筋やその筋膜が癒着して動きが悪くなり、脚が上がらず、歩きづらくなるのです。

さらに、筋膜のゆがみを放っておくと、筋膜が筋肉を不自然な方向に引っ張り続けるため、骨格のゆがみまでも増長することに!

ここまでくると、悪い姿勢と、筋膜のゆがみ、筋肉の硬直、腰やひざの痛みといったすべてのことがお互いに影響しあい、まさに〝負の連鎖〟から抜け出せなくなってしまいます。

間違ったケアで体のゆがみがさらにすすむ!

●これからは、深在筋膜がゆがんでいく時代

筋膜の癒着が注目されるにつれて、さまざまなケア方法も登場し、筋膜ケアは一大ブームになりました。

しかし、筋膜について35年間研究してきた私からすると、巷《ちまた》で流行っている筋膜ケ

アは、どれも表層的なケアにしか思えません。現に、紹介されているケアのほとんどが、一番皮膚に近い皮下筋膜についてのケアなのです。

先にお伝えしたとおり、皮下筋膜は体全体を包んでいる薄い膜で、人の構造を正しくキープするためのものです。皮下筋膜は、コラーゲンの割合が少ないため（密でないため）、伸縮性があり、大きい動きに対応できるよう変形しやすくできています。

変形しやすいということは、ゆがみやすいということでもあるのですが、そのぶん、元に戻しやすいともいえます。そのため、**皮下筋膜はストレッチやマッサージで簡単に回復できます。癒着があってもはがしやすいので、皮下筋膜のセルフケアは比較的簡単にできるのです**（ただし、ブームになっている方法では癒着をとるのは難しいでしょう）。

しかし、**現代人が抱える問題は、簡単にケアできる皮下筋膜よりも、なかなかケアができない深在筋膜にあります。**そのため、深在筋膜のケアを行わなければ、体の不調は改善できないといえるのです。

変形しにくい深在筋膜が変形したら?

筋肉を包み込んでいる「深在筋膜」は、「密線維性結合組織」ともいわれます。コラーゲン線維を多く(密に)含んでいるため、伸縮性が少なく、変形しにくいという特徴があるのです。

なかなか変形しないため、簡単にはゆがみにくいのですが、反面、一度変形すると元に戻りにくく、ゆがんだ状態が長時間続くと、もう自然に元に戻ることがない筋膜でもあります。

さらに、体の深部にあるため、一般的なマッサージやストレッチはもちろん、皮下筋膜をケアするための方法では効果がありません。

私は35年間、この深在筋膜に注目して筋膜ケアを行ってきましたが、これからは深在筋膜をケアすることの重要性がより一層高まると感じています。

なぜなら、社会が便利になるにつれて、ますます深在筋膜に負担をかける生活環境ができあがり、それによって腰痛、ひざ痛、歩行困難といった不調を抱える人が増えていくのが目に見えているからです。

近年の研究により、深在筋膜は「不動」――血流の悪い姿勢で動かないでいること――によって肥厚《ひこう》する（厚くなる）ことがわかりました。

つまり、デスクワークなどで座りっぱなしといった生活を続けることが、深在筋膜を厚くし、変形を招くということです。

机に座ってキーボードを打っているときは、どうしても背中が丸くなり、首を前に突き出し、肩に力が入ってしまいます。この悪い姿勢を長時間とるのが現代人の日常でしょう。現代人はまさに「不動」を続けており、結果、深在筋膜が肥厚し、元に戻らなくなっているのです。

これからは交通機関の発達やパソコン作業の増加によって、ますます「不動」の時間が長くなることが予想されます。

それによって、筋肉を使う機会は失われ、代わりに不動による筋膜の肥厚がすすみ、深在筋膜は変形していきます。**さらに怖いのは、不動の状態を続けていた人が、よかれと思って、突然ジムなどで激しい運動をすることです。**

日中はデスクワークで動かずに、深在筋膜を変形させ、仕事が終わったら「運動だ!」といきなりジムに行き、スポーツで体を酷使する——。適度な刺激を筋肉に与える程度の運動ならばよいのですが、「健康のため」と、筋肉や筋膜を酷使するほど運動してしまうと、**筋膜のゆがみはさらにすすみます。**

運動をするにしても、まずは深在筋膜のケアを先に行うことが欠かせないのです。

寝たきり予防は日本人の体に合った方法で

●ここまで違う! 西洋人と日本人の体

オリンピックやスポーツの国際試合を見ていると、「やっぱり、日本人には身体的な限界があるのかな」

と思うことはないでしょうか？
肌や髪の毛の色だけでなく、筋肉のつき方まで、日本人と西洋人の体には違いがあります。

ネガティブな見方で申し訳ありませんが、この肉体構造の違いは、ことマラソンやサッカー、テニスなど西洋で発生したといわれるスポーツにおいて、東洋人である日本人に最初から不利な状況をつくっているといわざるを得ません。

もちろん、日本人選手で活躍している人はたくさんいますが、総じて、西洋人のほうがランキング上位を占めています（もちろん、黒人選手の活躍も見逃せません）。

その**東西の体の差で最も重要なのが「おしりの構造」です。**よく「脚の長さ」が挙げられますが、それより肝心なのは、おしり。西洋人のおしりは筋肉がよく発達しているがゆえ、体全体に安定性があるのです。

おしりがドンと大きいので、上体をきちんと支えられ、うまく肩の力を抜いています。また、大臀筋がどっしりとしているため、日本人のように中臀筋だけに負荷がかかるということもありません。負荷がバランスよく分散されるため、おしりの筋肉が硬くなりにくく、脚の動きも制限されません。その結果、カモシカのように長い脚を上手に操ることができ、大きな歩幅を生み出せるのです。

その差は、スポーツの試合で確認せずとも、街を歩いている外国人を見ればすぐにわかるでしょう。いまや、どこの街にも観光客がいる時代です。西洋人を見かけたら、おしりの筋肉のつき方を横から後ろから、よく観察してみてください。

正面から見たら日本人と変わらない体格に見えても、横に回ってみれば、急にポコッとおしりが盛り上がっているのがわかります。まさに、コップが乗るくらいの突き出し方。

後ろに回れば、大臀筋がよく発達しているのがわかり、まるっ、ぷりっとした存在感を感じられます。西洋人のパンツ姿はおしりがパーンと格好よく張っているのです。

そして、彼らの全身を見れば、常に力が抜けたリラックスした状態で立っています。歩くときは、長い脚をゆっくり動かし、しかし歩幅があるのでそれなりのスピードで、余裕を持って歩いているのがわかります。

●日本人の特徴は「扁平尻」

それに比べると、**日本人のおしりは「ない」に等しいといってもいいでしょう。**横から見ても、後ろから見ても、ほとんど盛り上がりがありません。ジーンズやパンツのおしり部分にシワが寄っている人も多く見かけます。

日本人のおしりは、大きい筋肉である大臀筋が発達していない、いわゆる「扁平《へんぺい》尻《じり》」なのです。着物はきれいに着こなせますが、おしりが目立つパンツやジーンズは、やはり西洋人の体形ほど似合いません。

しかし、ここで**問題なのが、これほど西洋人と日本人の体形が違うことが明白であるのに、それを日本人があまり自覚していないこと。**それを証拠に、ファッションもそうですが、スポーツ、トレーニング、ストレッチ、マッサージなど、体を使うことやケアすることでも、すべて西洋のやり方をそのまま取り入れてしまっています。

もともと扁平尻であるため、おしりを鍛えてもそんなに盛り上がらないのに、頑張っておしりの筋トレをしている人も多くいます。そのため、鍛えなくてもいい中臀筋を鍛えて、中臀筋を硬くし、おしりの老化をすすめているのです。

西洋人と日本人の体は異なります。ですから、ストレッチやマッサージなどの体のケアも西洋風であれば、日本人には効きません。**日本人は、日本人の体に合った方法、つまり、中臀筋の筋膜と筋肉をゆるめることが、非常に重要なのです。**

日本人は日本人に合ったオリエンタルスタイルの方法で、体をメンテナンスしていきましょう。

太もも、ふくらはぎ……鍛えてばかりだと、歩けなくなる⁉

●運動不足だから筋肉が弱っているってホント?

現代文明を享受していると、体を動かすことが本当に少なくなっていきます。移動は電車やバスや車、仕事はデスクでのパソコン作業、家ではテレビやインターネットを使い、食事や買い物は宅配で済ませる……。意識的に体を使うよう心がけていないと、あっという間に運動不足に陥《おちい》ってしまいます。

それゆえ、「このままでは筋肉が弱ってしまう」と心配になり、ジムに通って筋トレをしたり、マラソンを始めたりする人も増えているようです。

確かに、人間は動くようにできている生物ですから、適度な運動は必要です。しかし、何度もお伝えしてきたように、筋肉はやみくもに使えばいいというものではありません。筋トレをすれば筋肉は硬くなります。その硬くなった筋肉をゆるめるという作業も、欠かせないのです。

こと、おしりに関しては、みなさんもうコチコチに硬くなっていると自覚されているでしょう。コチコチのおしりをただ使うだけ（鍛えるだけ）でゆるめないのは、自らすすんでおしりを硬く老化させているようなものです。

おしりをゆるめずに、いきなり筋トレやスポーツを始めるのはナンセンスどころか、かえってケガを起こす原因になります。

とくに高齢者ほど、「筋肉を鍛える」という言葉に踊らされないでいただきたいと願っています。

大腰筋を鍛えたらギックリ腰になった!

先日、60歳を過ぎた女性が数人続けて「ギックリ腰になった」と来院されました。

「原因は何ですか?」

と聞いたところ、驚くことに

「あるテレビ番組で、大腰筋を鍛える腰痛体操を見たので、やってみたところ、ギックリ腰になった」

と全員が答えたのでした。

「腰痛体操をしたのに何ででしょう?」

と問われるのです。

原因は簡単です。その女性たちの中臀筋は拘縮《こうしゅく》(硬くなり、動きが制限される状態)しており、大腰筋も硬く張っていたのです。この状態で、脚を極端に高く上げて足踏みなどをする体操を行ったために、それがギックリ腰を引き起こしたのです。

日本人のおしりが固まっているという現実を知ってか知らずかわかりませんが、こんな腰痛体操をテレビですすめるなんて、どんな専門家だろうと思います。

おしりの中臀筋が硬くなっていれば、おしりの反対側、お腹側にある大腰筋も硬くなり、伸縮性に欠けて、本来の働きをしなくなります。

そういう現状を無視して足踏み体操をすると、まず、硬いおしりとつながっている脊柱起立筋《せきちゅうきりつきん》（背骨に沿うように存在している筋肉）がひきつられて極度に緊張します。さらに、腰あたりに存在し、おしりとつながっている腰背筋膜《ようはいきんまく》もひきつった状態になるのです。これが、今回のギックリ腰の正体であり、彼女たちは突然脚を動かしすぎたことで起こった「急性腰部筋筋膜症《きゅうせいようぶきんきんまくしょう》」だったと考えられます。

この女性たちは、**腰痛に悩んでいて、それを治そうと思って腰痛体操を行ったのが逆効果となりました。根本原因である中臀筋をゆるめずに、強度の高い体操を無理に行ったからです。**

腰痛の予防や改善のために、大腰筋を鍛える体操がよく紹介されていますが、大腰筋も鍛える必要がありません。大腰筋のたるみによって、歩行困難に陥っている人はほとんどいません。

インナーマッスルである大腰筋も、中臀筋同様、硬くなっている人ばかりですから、くれぐれも「腰痛体操」のように鍛えないでください。かえって歩けなくなる可能性が高いのです。

おしりが硬くなりやすいのはどんな人?

先に深在筋膜は「不動」によって硬くなりやすいと述べましたが、もうひとつ「酷使」も筋膜にとって、かなりのマイナス要因になります。

学生時代に運動部だった人のおしりは、帰宅部の人に比べると、早い時期から硬くなります。それは一時期であれ、酷使したことによってひどく癒着しており、それが後遺症として残っているからです。

「スポーツは健康には悪い」と私は常日頃から申し上げています。それは、人はみな

「適度」に運動することができないからです。運動部では苛酷な練習を課しますし、趣味で始めたはずのゴルフなのに、打ちっぱなしに行って300回、400回と振っている人がごまんといます。

日本人はよくも悪くも真面目です。スポーツにおいても、始めたらやりすぎてしまう傾向にあるので、体にとってはデメリットが多いのです。だから、「健康のため」であれば、スポーツは積極的にしないほうがいいのです。もちろん、趣味でどうしてもやりたいという方を止めはしません。

後遺症ということでつけ足しておきますと、転んでおしりを打つというように、生活の中で臀筋に強いダメージを与えた場合も、おしりは早く硬くなります。

おしりをほぐしたら、94歳でも社交ダンスが踊れた!

94歳のダンスおじいちゃん

先日、94歳になる男性が治療院を訪ねてきました。脚に痛みはないけれど、歩きづらいとのこと。確かに、歩幅が狭くてチョコチョコ歩きになっています。

聞けば、「ずっとダンスを続けているので、100歳まで踊りたい」と言うではありませんか! 何という意欲!

さっそく施術に取りかかると、案の定、おしりはガッチガチに固まっていました。

そこで本書でも紹介する独自の「おしりほぐしマッサージ」でほぐすと、効果てきめん。

94歳でダンスを楽しんでいるのですから、そもそも心身ともに若いのでしょう。帰りは大股で、とてもスマートな姿で歩いていきました。

この患者さんが特殊というわけではありません。何歳になってもおしりをほぐすことは必要ですし、実際にほぐすことができます。

93歳の女性患者さんのおしりや腰をゆるめたこともありました。腰痛持ちで、本人はお腹がたるんでいることを気にしていましたが、だからといって、筋肉がたるんでいるわけではありません。お腹がたぷたぷでも、体の中の中臀筋や大腰筋が硬いという人はよくいます。

何歳になっても――100歳になっても――中臀筋をはじめとするおしりの筋肉はゆるめることが必要なのです。

長年の〝歩行困難〟も、おしりをほぐして解消

40年以上の座り仕事で脚にしびれが……

20代から針仕事をしている60代の女性が、数年前から右脚がしびれ始め、いよいよ歩行困難になってしまったと言って訪れました。もう座りっぱなしの生活が40年以上、続いていると言います。

何軒も病院を回り、「坐骨神経痛《ざこつしんけいつう》」と診断されたそうですが、具体的な治療は痛み止めの湿布剤を処方されるだけ。

この方は、自分ですでに「おしりのあたりが硬くて、痛い」という感覚があり、病院ではそれを伝えたにもかかわらず、耳を貸してもらえなかったと嘆いていました。

そこで施術を始めると、やはり、おしりの筋膜や筋肉は岩のようにコチコチ。筋膜の癒着もそうとう悪化していたので、ゴリゴリとはがしにかかりました。

すると、患者さん、

「痛い……けれど、そこです、そこ響きます！」

と、感嘆にも似た声をあげました。

長年、誰にも理解されず、しかも自分でさえよくわからなかったところをピンポイントで押され、それが体の深部にまで届いているのですから、「ようやくわかった、わかってくれる人がいた」という気持ちだったのでしょう。

最終的には、「痛いけれど、気持ちよかった」「スッキリした」と、つきものが取れたような笑顔を見せ、この1回の施術で脚のしびれが消えました。

もうあと数回来院されれば、スムーズに歩けるようになるでしょう。

これはほんの一例です。

「やわらかおしり」が、人生を変える!

●日本人は筋肉を硬くしやすい

ここまで何度も「硬いおしりを、やわらかいおしりに変えるのが大事」とお伝えしましたが、**おしりがやわらかいとは、表面の皮膚や脂肪組織がやわらかいということではなく、その下にある筋肉がやわらかいことを意味しています。**

では、やわらかい筋肉というのは、どういうものかというと——。

使うときに（必要なときに）ギュッと力を入れると鋼鉄のようになり、休もうと思ったらふっと力が抜けて、マシュマロのようにやわらかくなるもの。硬い筋肉は、力を抜こうとしても緊張が解けず、柔軟性に欠けています。

日本人はよくリラックスするのが苦手だといわれますが、歩いているときも、普通に座っているときも肩の力が抜けず、いつも緊張状態の人が多いのです。さらに、力が入っているのは上半身だけではありません。おしりの力が抜けず、おしりを硬くしたまま生活している人が、実はたくさんいます。

極端に反り腰で出っ尻の人や、腰が丸くなって首が前に突き出ている人、または、ガニ股や内股歩きの人、チョコチョコ歩きの人などは、街中で見かけただけで、すぐにおしりが硬いとわかります。

このように、おしりが硬い人は姿勢や動作に不自然なところがあるので、その悪いクセやゆがみが、全身の老化のスピードを早めてしまいます。

腰痛やひざ痛などを引き起こしやすくなりますし、最悪は歩けなくなり、寝たきりになってしまう人も少なくないのです。

おしりが変わると、体も変わる

意識しておしりをゆるめるようにすると、そんな暗い人生がガラリと変わります。

脚がよく上がり、力を抜いた姿勢でスムーズに歩けるようになるので、下半身はもちろん、全身の血流がよくなります。すると、腰痛、ひざ痛、肩コリ、首コリといった不調が一気に改善されます。

また、おしりが硬い人は、太ももの筋肉を正常に使えていないため、太ももが冷えて脂肪がつきやすくなっています。女性はとくに足の冷えを訴える人が多いのですが、おしりの血流をよくすることで、足の冷えとも、無縁になります。

さらに、血流改善と正しい歩行によって、おしりに必要な筋肉が自然とバランスよくつくため、姿勢どころかスタイルもよくなるというオマケつきなのです。

●目指すはティーンエイジャーのおしり

理想的なおしりは、中の筋肉はやわらかくてよく動き、外側の皮膚は水分をよく含んでパンパンに張っている柔軟性に富んだものです。

みなさんも10代のときは、こんなおしりではなかったでしょうか?

もう10代に戻るのは無理ですが、おしりを10代のときの状態に近づけることはできます。それには、とにかくおしりをゆるめること。
たるんでいるから鍛えるのではなく、ゆるめることですべて結果オーライです。
次章では、おしりをほぐすエクササイズの具体的な方法を説明していきます。

第2章

簡単だけどよく効く！おしりほぐしエクササイズ

エクササイズを始める前に

1 「鍛える」ではなく「ほどよい刺激」に

これから紹介するのは「おしりをゆるめる」ことを目的としたエクササイズ。頑張るとおしりはゆるまないので、「ほどよい刺激」を与えることを意識しましょう。

2 ボールを2個準備しよう

74〜81ページでは、ボールを使用します。最初はテニスボールがおすすめですが、ボールによって効果が変わるので、64ページの解説を参考にぴったりのボールを選んでください。

3 好きなエクササイズから始める

好きなエクササイズから始めてかまいませんが、迷ったら、ページの順番どおりに。最初はできないエクササイズも、おしりがほぐれると、できるようになります。

4 コリの少ない側から行う

最初はエクササイズ中に痛みを感じることも。コリの少ない側から行い、痛みに慣れてから、よりコリが多い側をほぐしていくとスムーズ。

5 コリが多い側は多めに行う

コリ具合にも左右差があるのが普通なので、どちらが凝っているのかを65ページのチェックで確認し、凝っているほうを多めに行ってください。左右が同じようにやわらかくなるのが目標です。

6 最適な時間帯はお風呂に入ったあと

いつ行ってもOKですが、最適なタイミングはお風呂上がりの血流のいいとき。ある程度時間が自由になる方であれば、朝風呂にサッと入ったあとで、紹介するエクササイズを行うと1日を活動的に過ごせます。

ボールを2個準備しよう

ボールを患部にあててマッサージをすると、深在筋膜までグッと垂直に押せます。深部の筋膜の癒着をとるのに、ボールは欠かせないのです。

基本の道具

テニスボール
2個

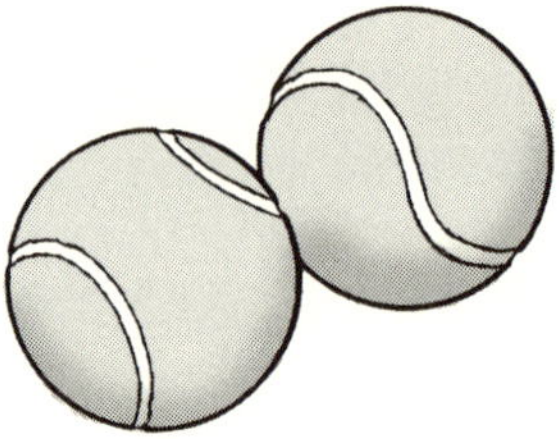

最初は、テニスボールを使いましょう。弾力があって比較的やわらかく、またサイズも大きめなので、凝っているポイントをはずさずに、まんべんなくマッサージできます。

慣れてきたら…

軟式野球のボール
スーパーボール
ゴルフボールなど

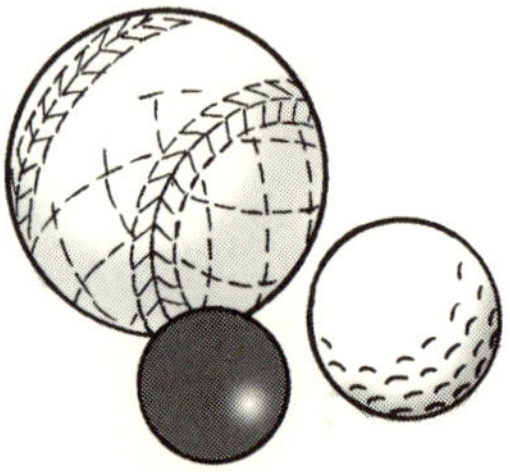

マッサージに慣れてきたら、硬くて小さいボールを選んでみましょう。より患部をピンポイントで狙え、さらに深い部分の筋膜に働きかけることができます。

左右のコリをチェックしよう

1秒でできるチェックで、左右のおしりのコリ具合を知りましょう。

椅子に座って、いつものように脚を組んでみてください。

右脚を上に乗せた人は、左側のおしりの筋肉・筋膜のほうが凝っています。

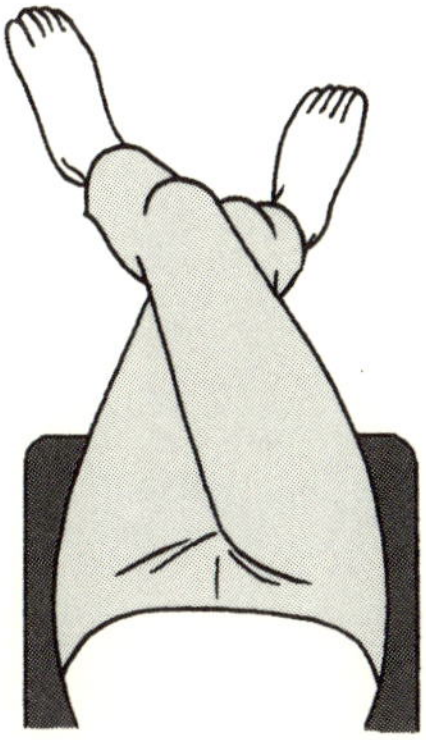

左脚を上に乗せた人は、右側のおしりの筋肉・筋膜のほうが凝っています。

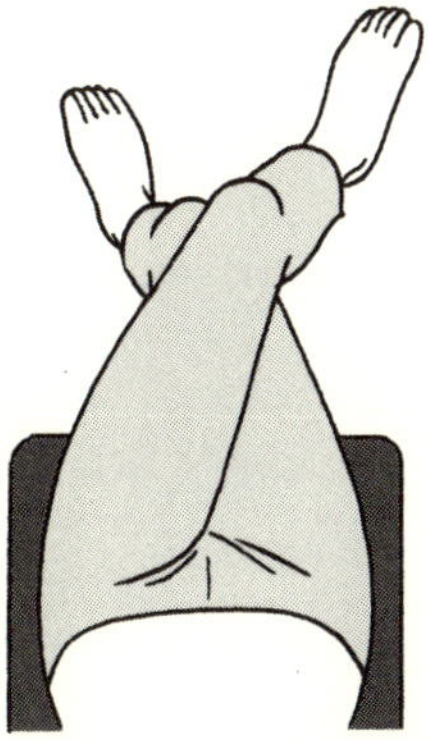

● なぜ脚を組むことで、凝っているほうがわかるの?

→おしりの筋肉・筋膜が固まっているほうの脚は短くなっており、無意識のうちに、長くて余裕のあるほうを上にするからです。

● もっと簡単なチェックはないの?

→74～81ページのマッサージをしてみて「より痛いほう」のおしりが凝っています。

中臀筋ストレッチ

壁を使ったストレッチ

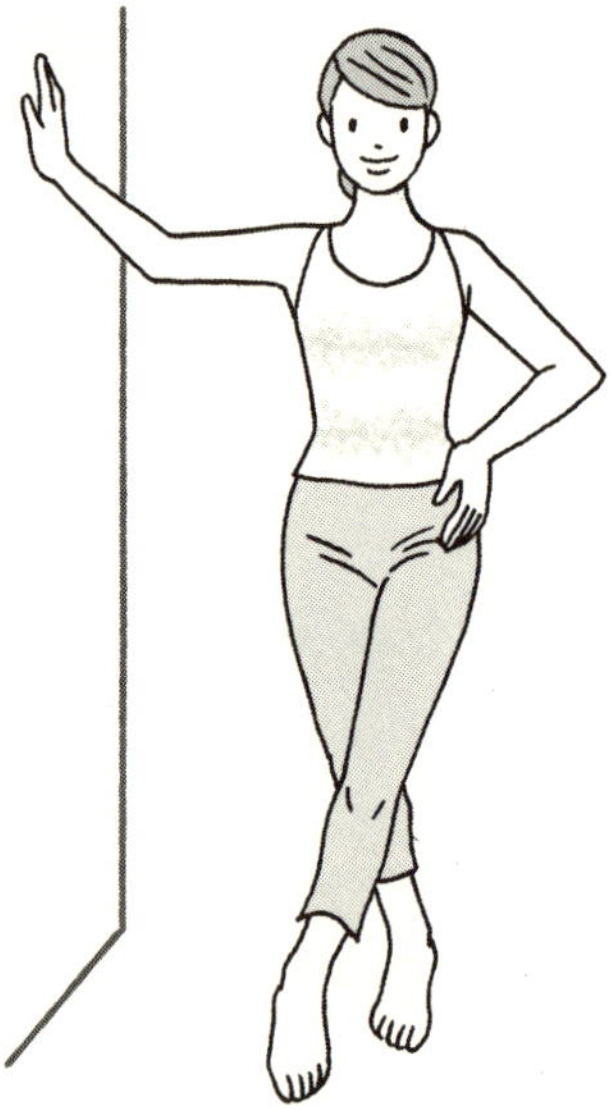

1

右側に壁がある状態で、壁から30センチほど離れて真横に立つ。右手を肩より少し上の位置で壁にあて、左脚を前に出して脚を交差させる。

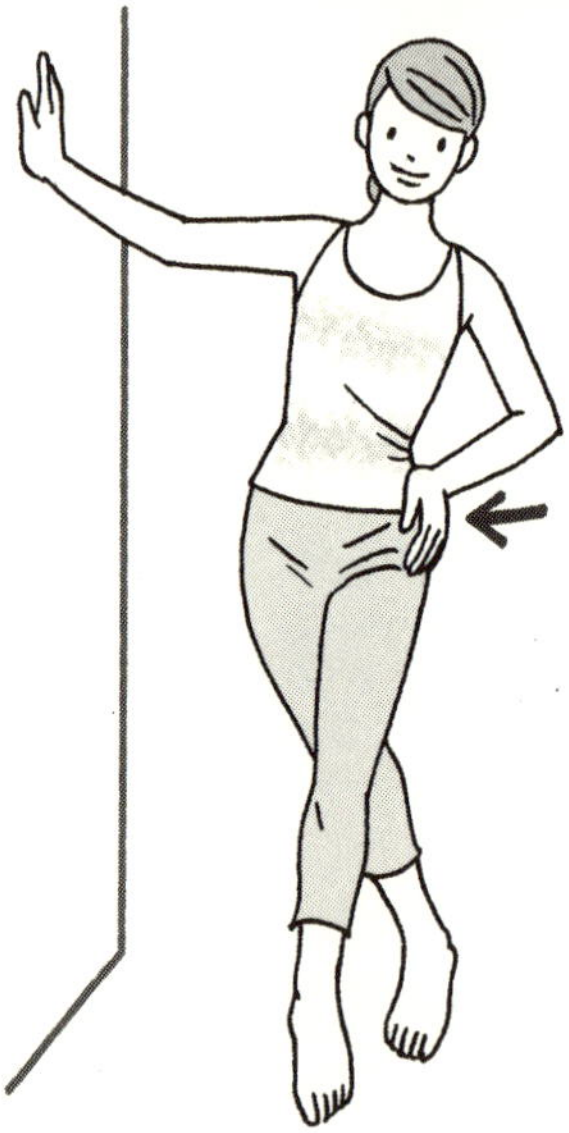

2

左手で腰をグーッと右に押して、右の中臀筋を伸ばす。伸ばした状態を30秒間キープし、ゆっくり戻す。

3

1 2を3回くり返し、反対側を同様に行う。

なかなか伸ばすことができない中臀筋を、しっかり伸ばして刺激します。気づいたときにこまめに行ってください。

机を使ったストレッチ

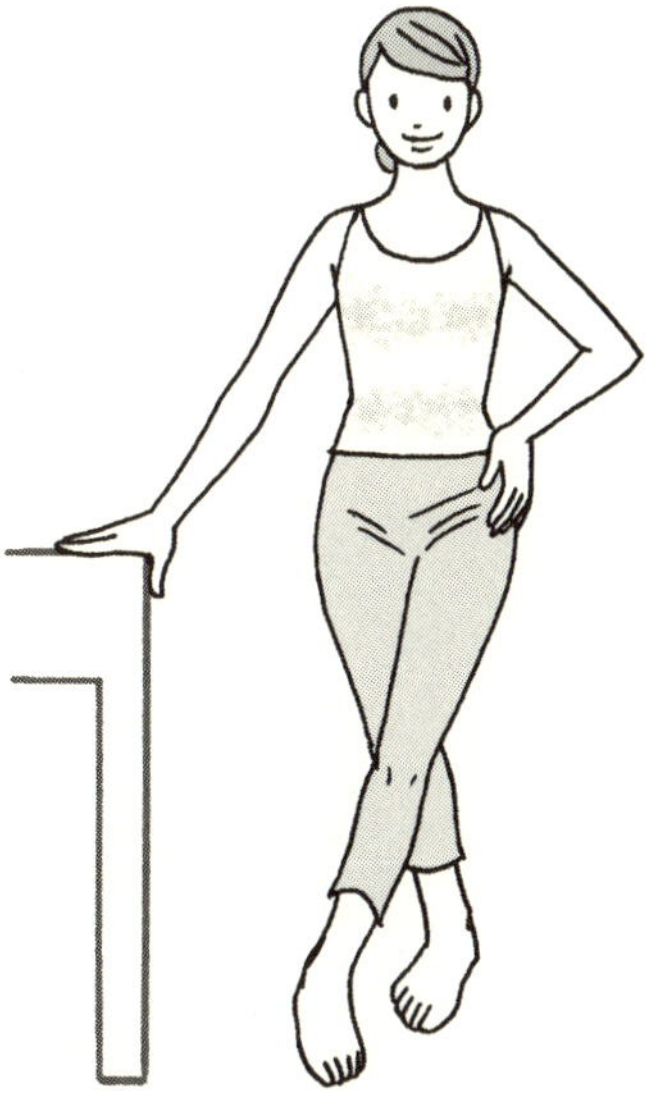

1

右側に机がある状態で、机から30センチほど離れて真横に立つ。右手を机にあて、左脚を前に出して脚を交差させる。

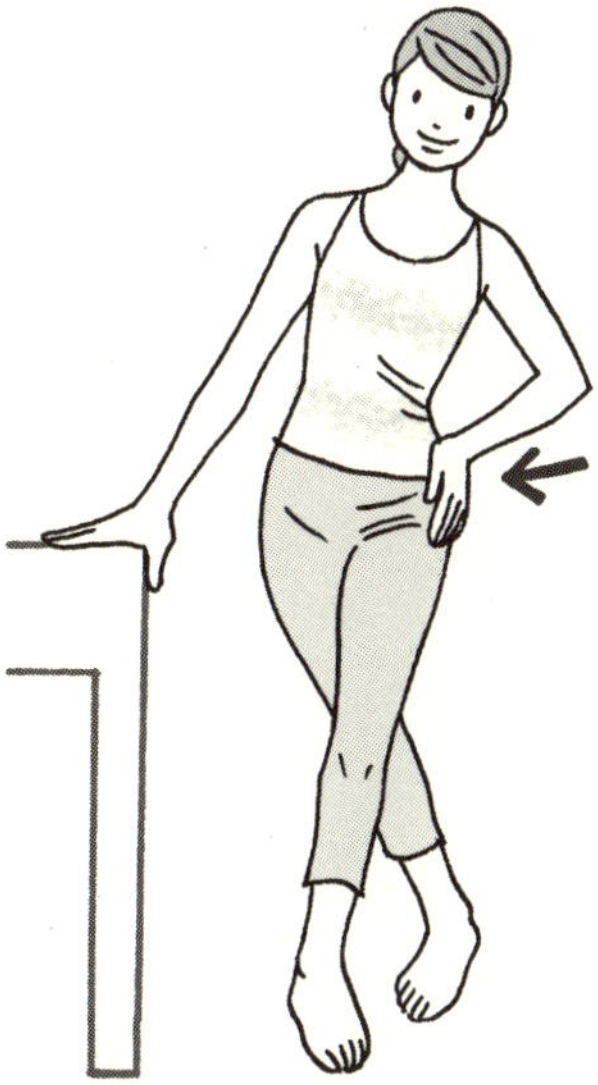

2

左手で腰をグーッと右に押して、右の中臀筋を伸ばす。伸ばした状態を30秒間キープし、ゆっくり戻す。

3

1 2を3回くり返し、反対側を同様に行う。

チクタクエクササイズ❶（中臀筋ほぐし）

1

脚を腰幅より広めの大股に開き、爪先をまっすぐ前に向けて立つ。手のひらを体の真横、腰骨の斜め下あたりにある中臀筋（ズボンの横の縫い目あたり）に軽くあてる。

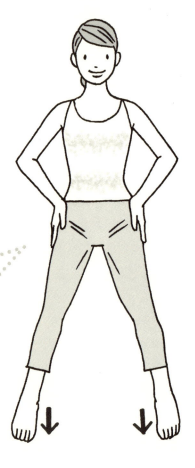

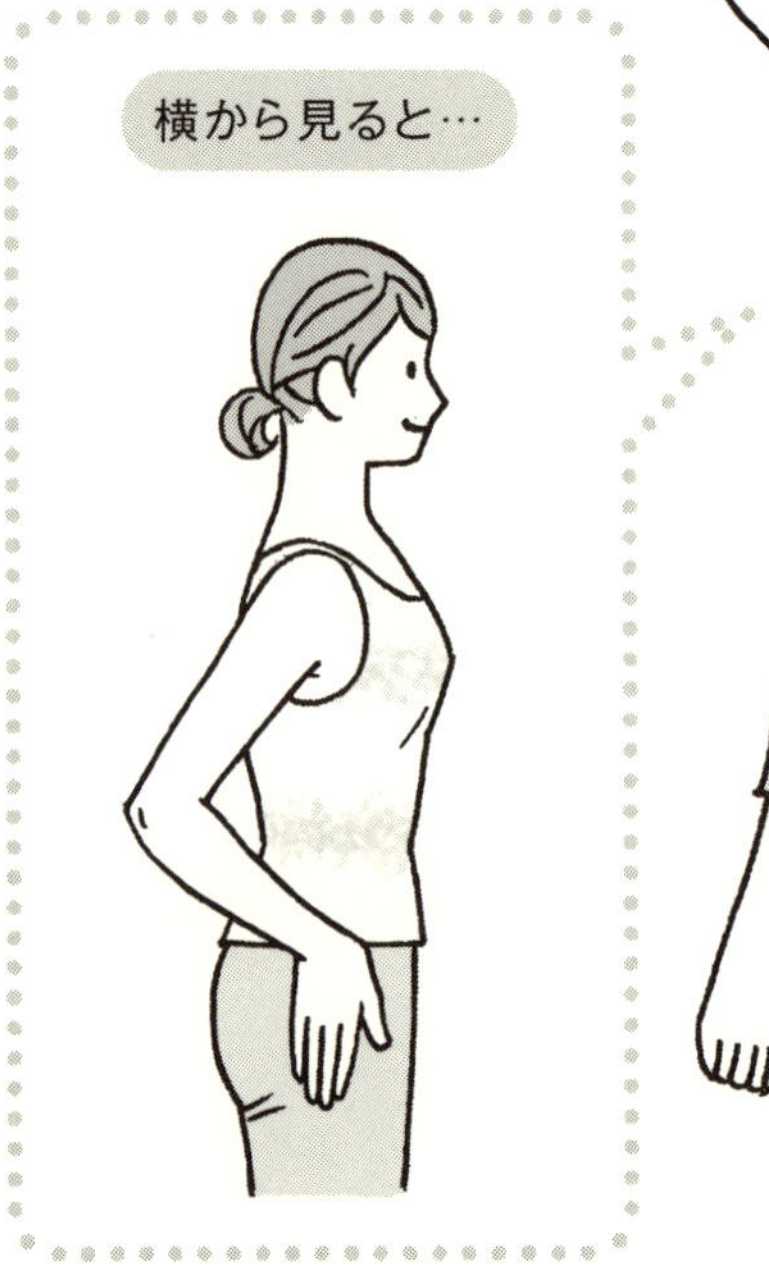

中臀筋に手をあてて、
筋肉の動きを意識しながら腰を真横に動かします。

2

両ひざを伸ばしたまま、
左右にリズミカルに腰を
振る。30 回。

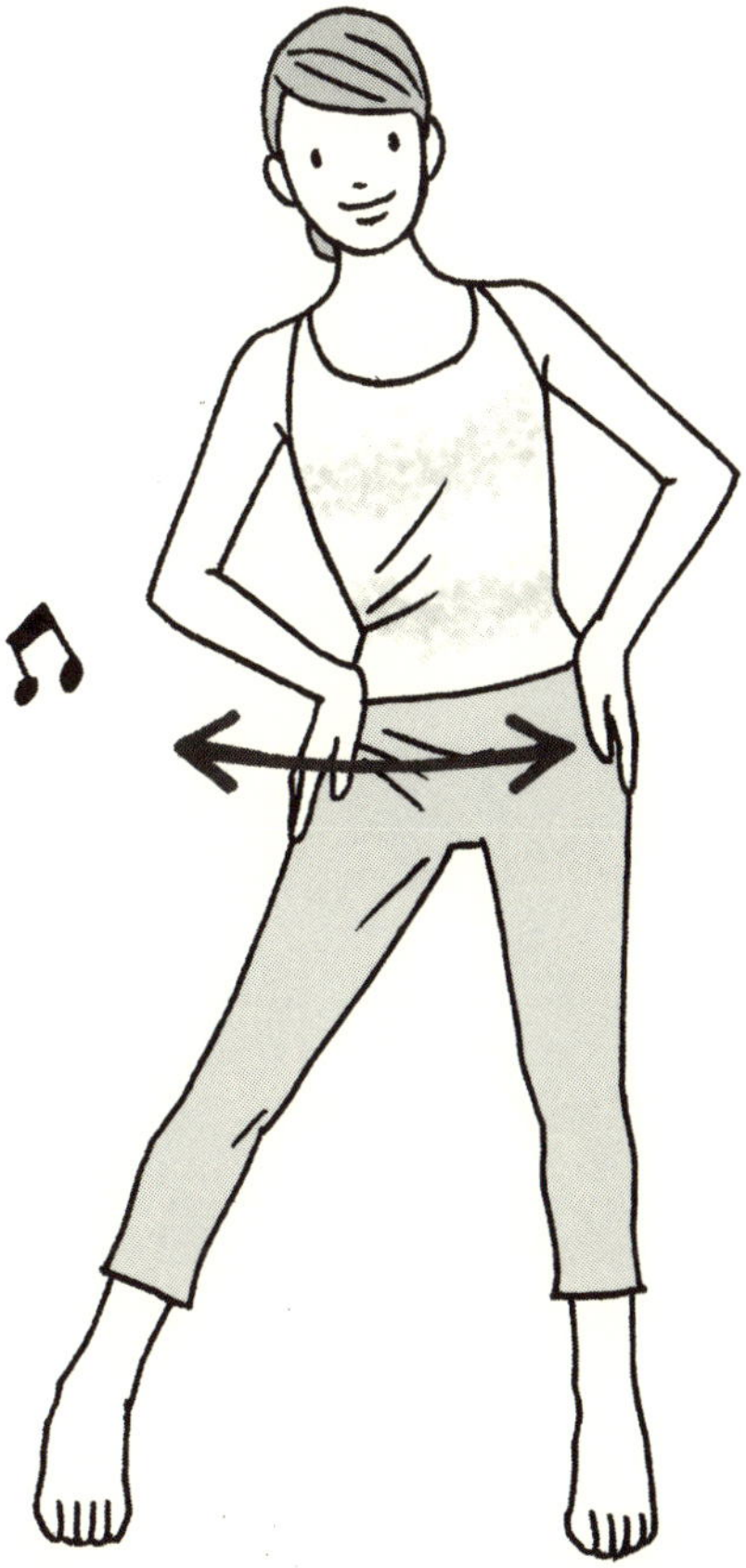

Point!

体はまっすぐ前に向
け股関節を真横に動
かすよう意識する。

チクタクエクササイズ ❷（中臀筋ほぐし）

1

脚を腰幅程度に開き、爪先をまっすぐ前に向けて立つ。手のひらを体の真横、腰骨の斜め下あたりにある中臀筋（ズボンの横の縫い目あたり）に軽くあてる。

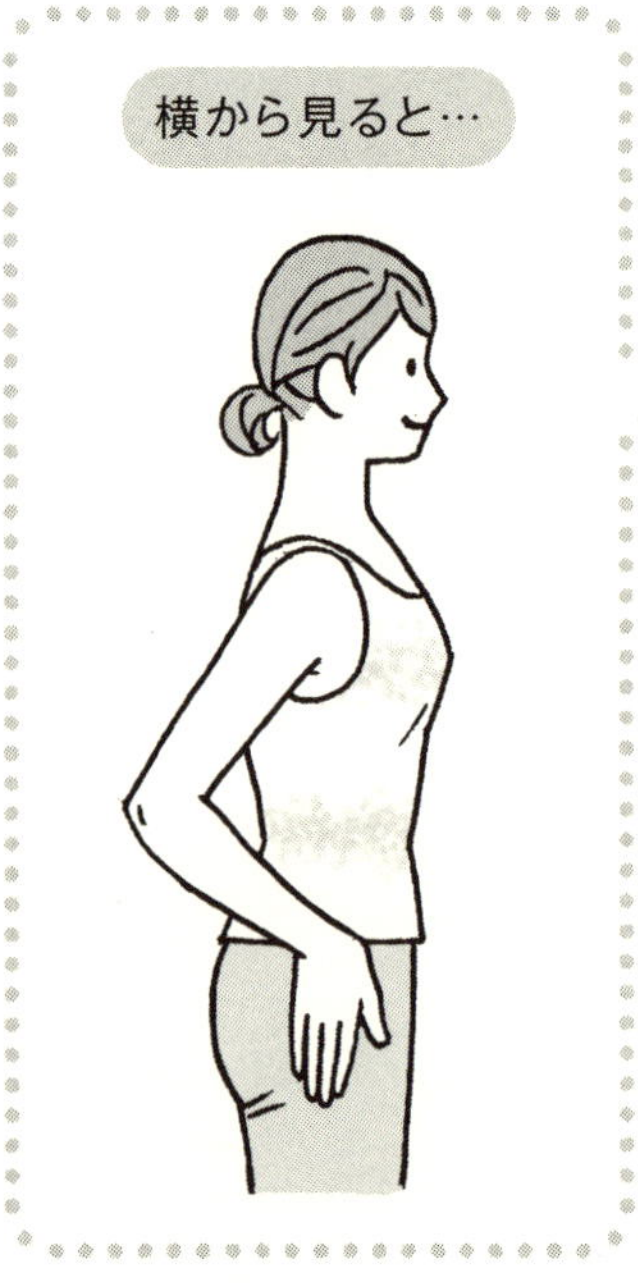

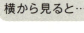

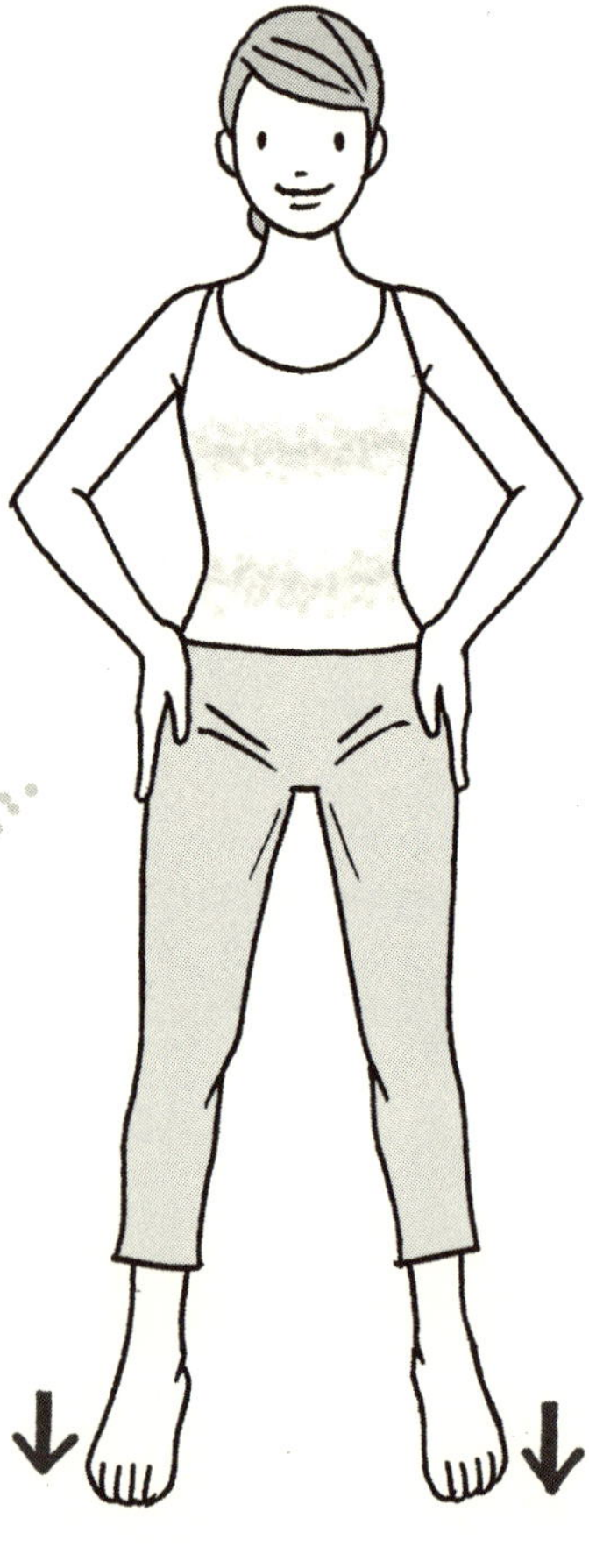

足幅を狭めて行うチクタクエクササイズです。❶が
スムーズにできるようになったら挑戦してみましょう。

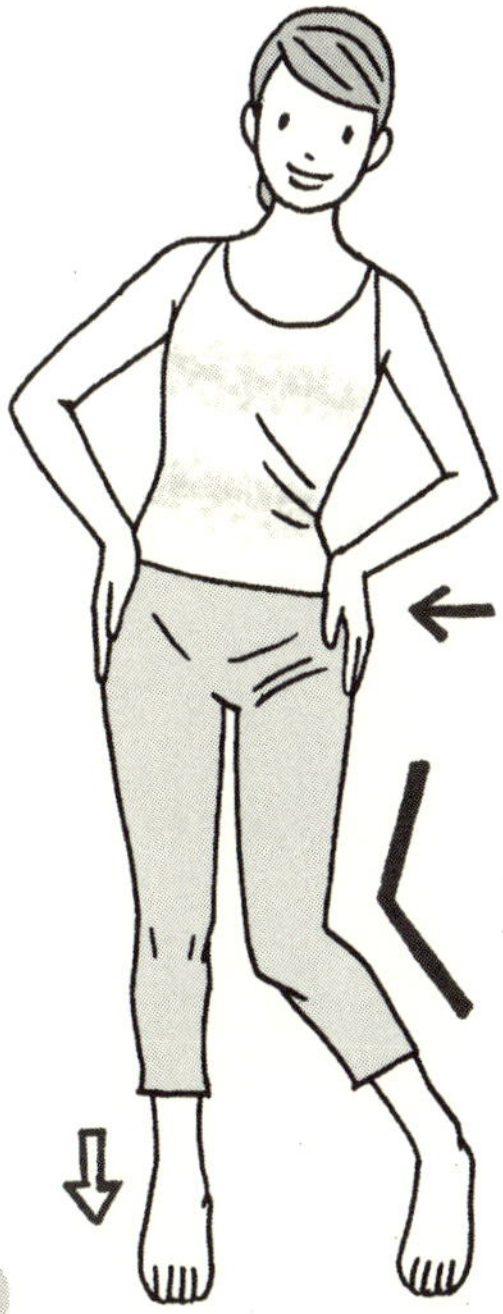

2

左ひざを軽く内側に曲げながら、右に腰を動かし、体重を右脚に乗せる。このとき右ひざは曲げないように意識する。

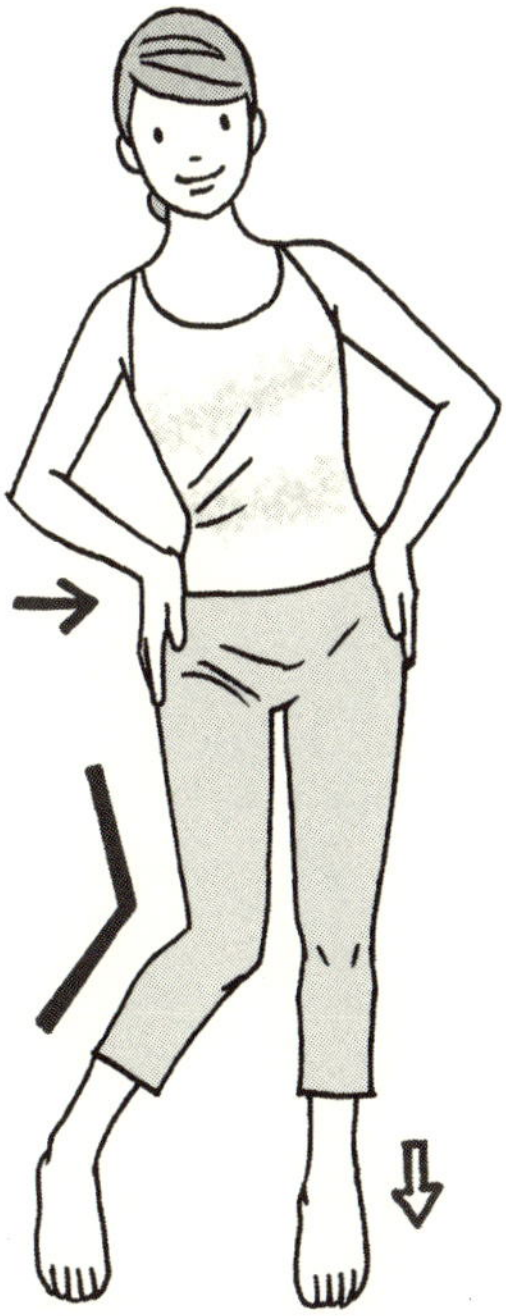

3

次に、右ひざを軽く内側に曲げながら、左に腰を動かし、体重を左脚に乗せる。このとき左ひざは曲げないように意識する。

4

2 **3**をくり返し、左右にリズミカルに腰を30回動かす。

チクタクエクササイズ❸（中臀筋ほぐし）

1

脚を腰幅程度に開き、爪先を15度ほど内側に向けて立つ。手のひらを体の真横、腰骨の斜め下あたりにある中臀筋（ズボンの横の縫い目あたり）に軽くあてる。

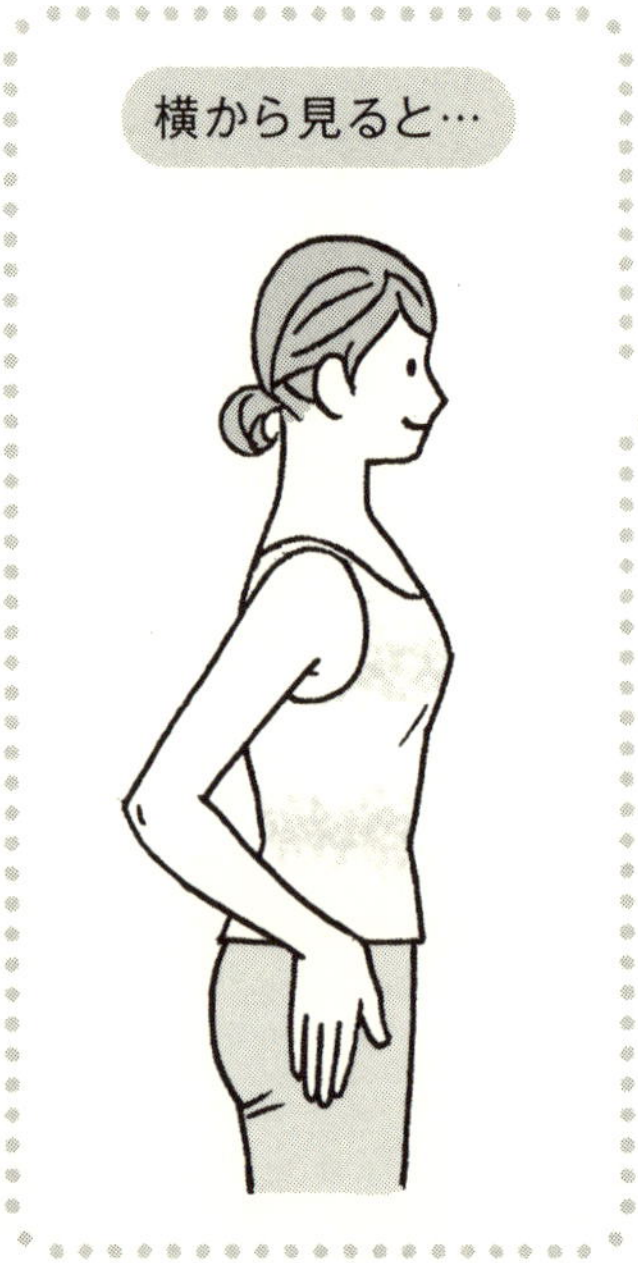

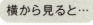

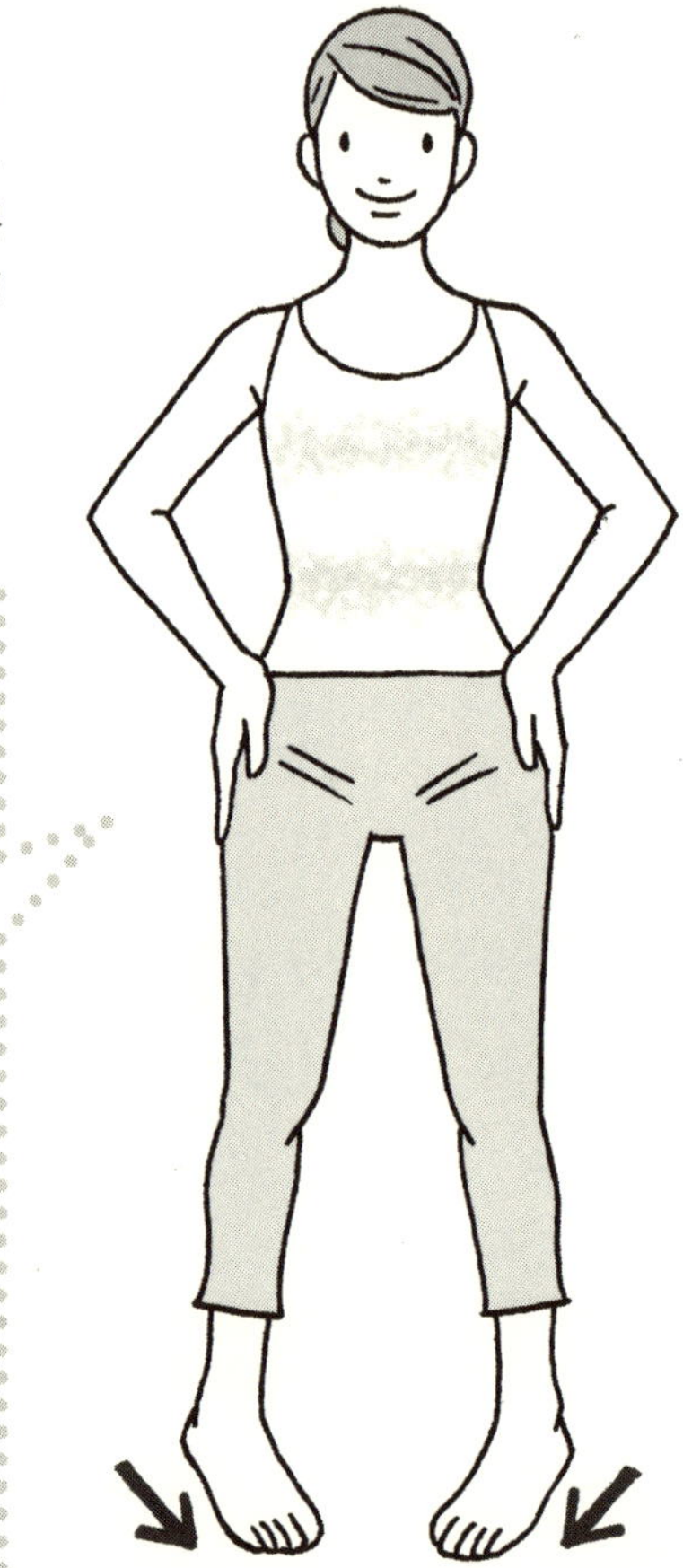

最も難易度が高いチクタクエクササイズ。
足先を内に向けて行います。中臀筋をほぐす効果はバッチリ！

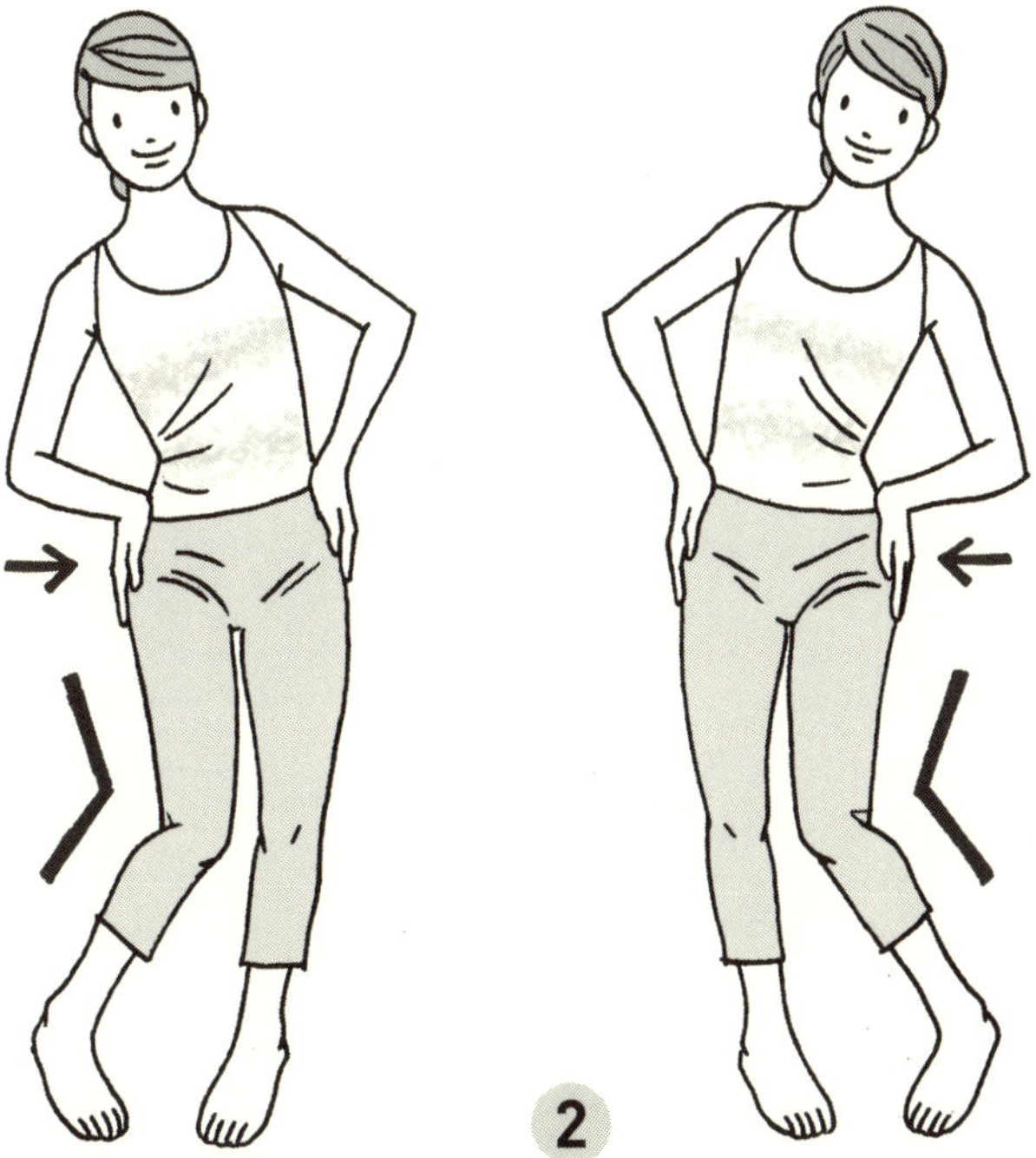

2

左ひざを思いきり内側に入れるようにして曲げながら、右に腰を動かす。このとき右ひざはできるだけ曲げないように意識して。

3

右ひざを思いきり内側に入れるようにして曲げながら、左に腰を動かす。このとき左ひざはできるだけ曲げないように意識して。

4

２３をくり返し、腰を左右にリズミカルに30回動かす。

ごろ寝大臀筋・中臀筋ほぐし❶

基本

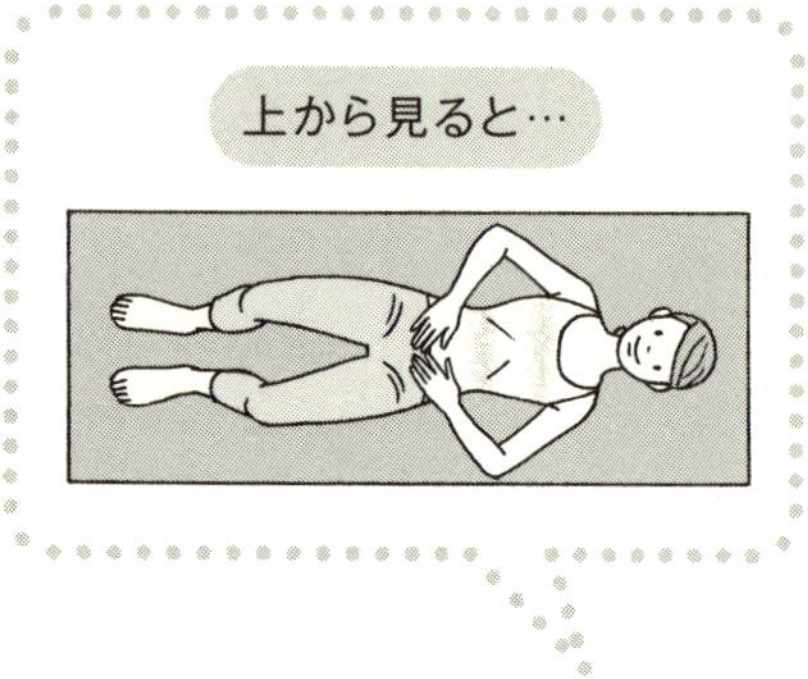

＼マッサージポイント／

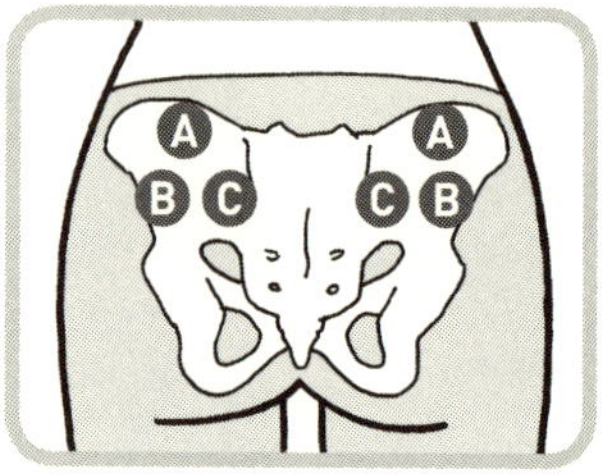

必要なもの
テニスボール2個

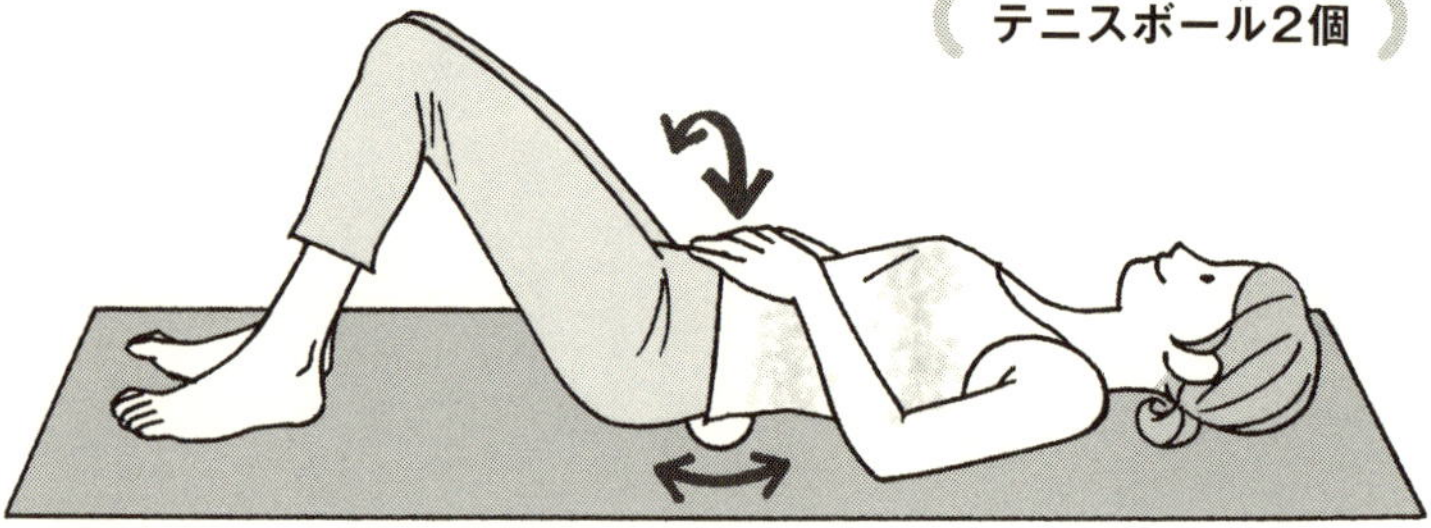

1 仰向けに寝て、両ひざを立てる。

2 腰の少し下にあるⒶの位置にそれぞれボールを置き、体重をかける。

3 腰を前後左右に軽く動かして、ボールをおしりで転がすように、3分間マッサージする。ボールの位置がずれないように注意。

4 ボールをⒷⒸの位置に変えて、それぞれ同様に行う。

大臀筋・中臀筋にボールをあて、マッサージ。
最初は痛みを感じやすいので、手を床に着いて行ってもOKです。

応用

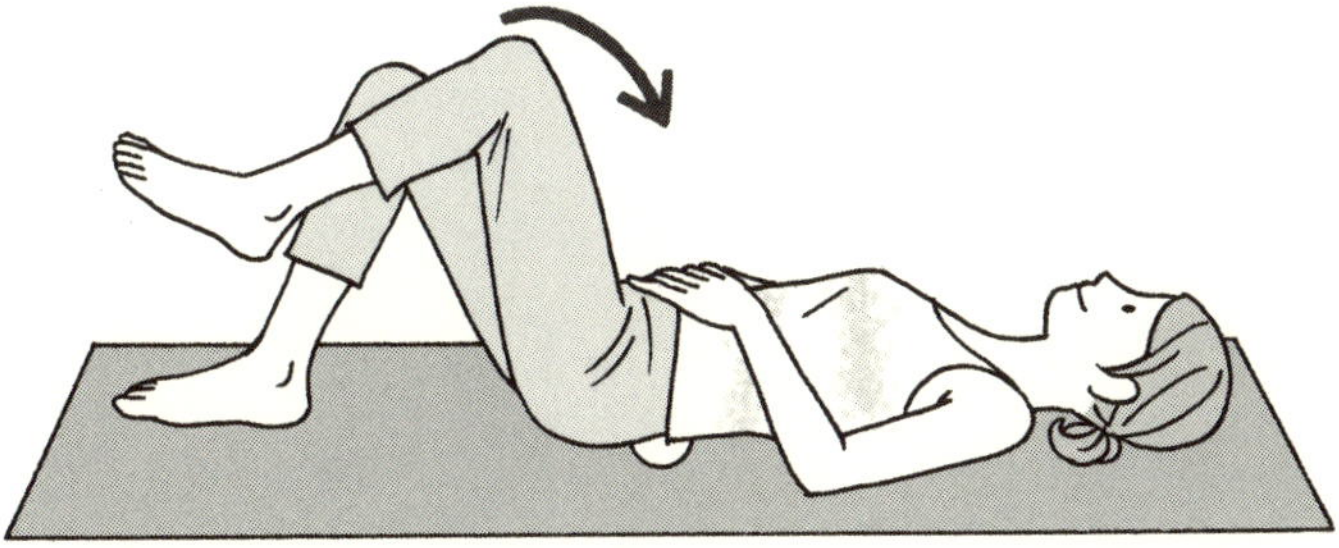

1 Ⓐの位置にボールをそれぞれ置き、基本の姿勢からスタート。左脚を床から離し、ひざをゆっくりと深く曲げ、上体に近づける。

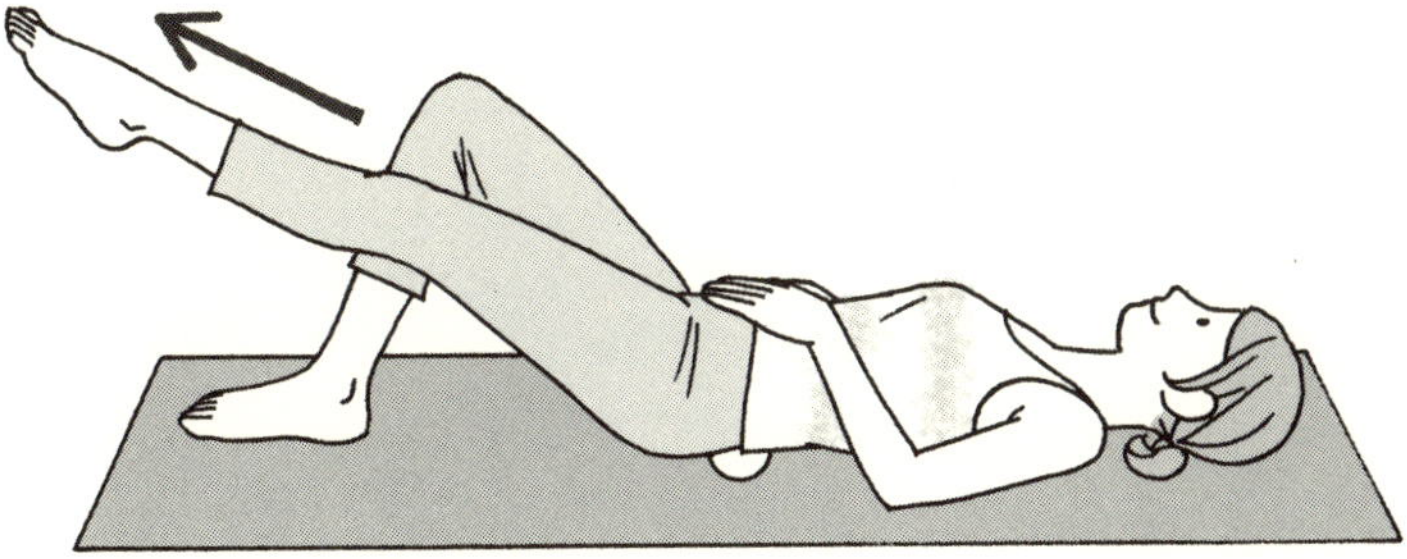

2 曲げたひざをゆっくり伸ばす。伸ばしきったら、再びひざを深く曲げ、上体に近づける。これを10回くり返す。右脚も同様に行う。ボールをⒷⒸの位置に変えてそれぞれ同様に行う。

ごろ寝大臀筋・中臀筋ほぐし❷

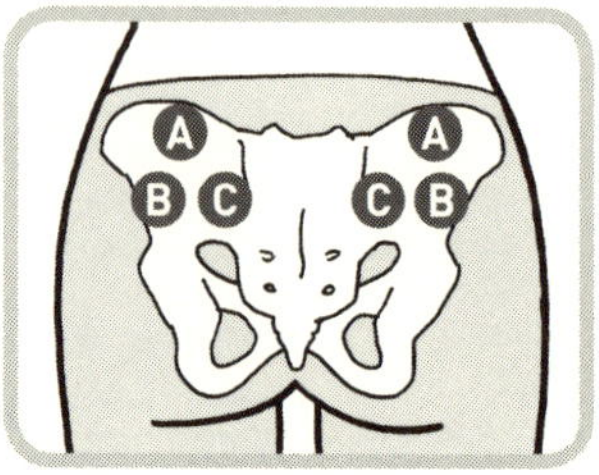

1 仰向けに寝て、
両ひざを立てる。

必要なもの
テニスボール2個

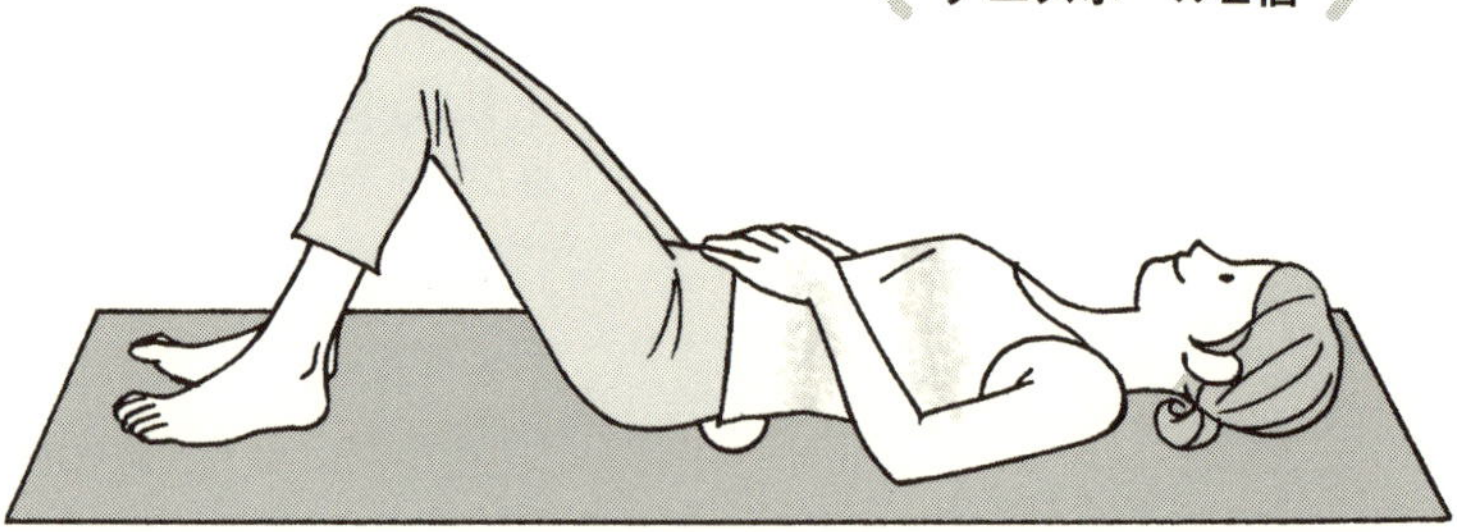

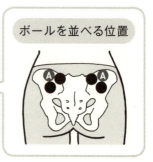

2 左の尻のⒶの位置とその下か横にボールを並べて置き、体重をかける。

ボール2個を使い、おしりを片側ずつ丁寧にほぐしていきましょう。

3 左ひざを曲げて、右脚の太ももにのせる。この状態のまま、左ひざを上下にゆっくりと3分間動かす。体を左に傾けて、外側に体重をかけるとより効果が上がる。右側も同様に行う。

上から見ると…

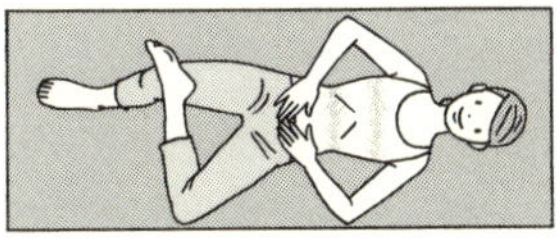

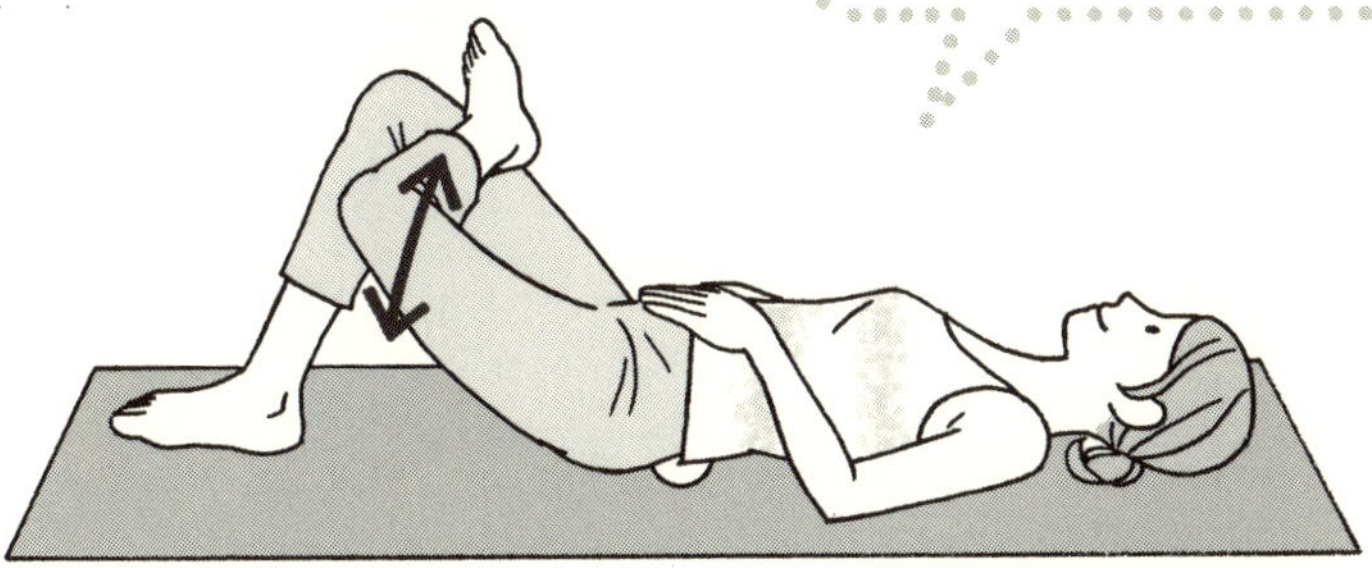

4 ボールをⒷⒸの位置に変えてそれぞれ、同様に行う。

ボールを並べる位置

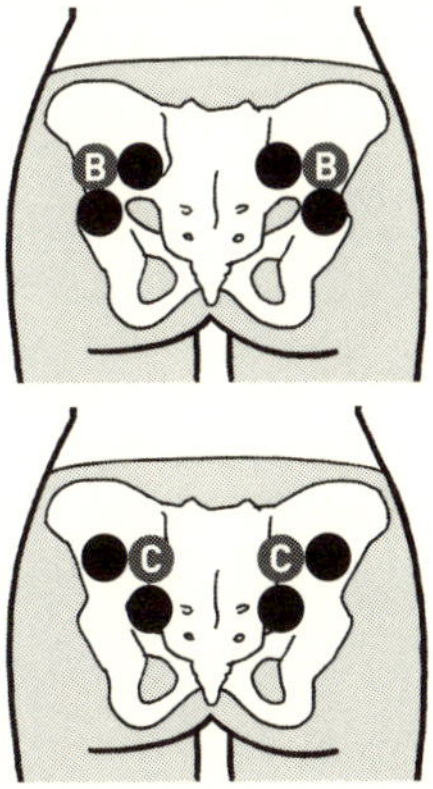

Point!

慣れてきたらⒶⒷⒸの位置のみに置くようにしてみましょう。痛みは強くなりますが、さらに効果が出ます。

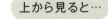

ごろ寝中臀筋ほぐし

基本

上から見ると…

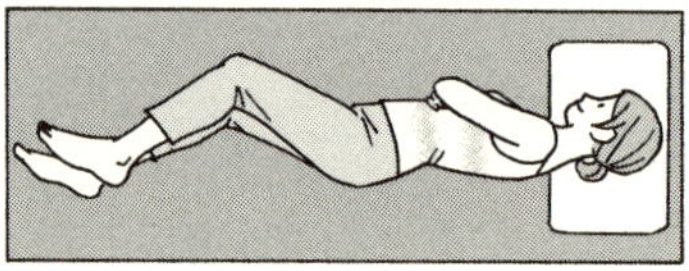

マッサージポイント

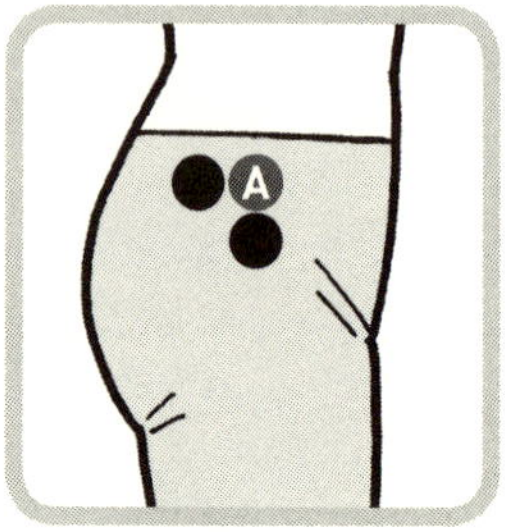

必要なもの
テニスボール2個

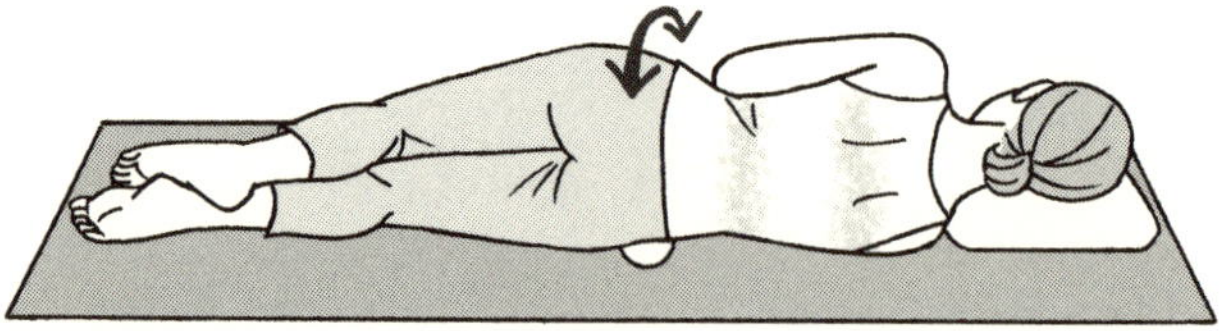

1 体の右側を下にし、頭に枕をあてて横向きに寝て、両ひざを軽く曲げる。ボール２個をⒶの位置とその下か横に並べて置き、体重をかける。

2 腰を軽く前後に動かして３分間マッサージをする。次は、体の向きを変えて、左側を同様に行う。

Point!

痛みが強いときは、ひざに少し体重をかけるなどして負荷を分散させましょう。慣れてきたら、ボール１個をⒶの位置に置いて行ってください。

中臀筋を直接刺激するマッサージなので、より痛みを感じるでしょう。痛くてできない人は、他のマッサージでほぐし終えてから始めてみて。

応用

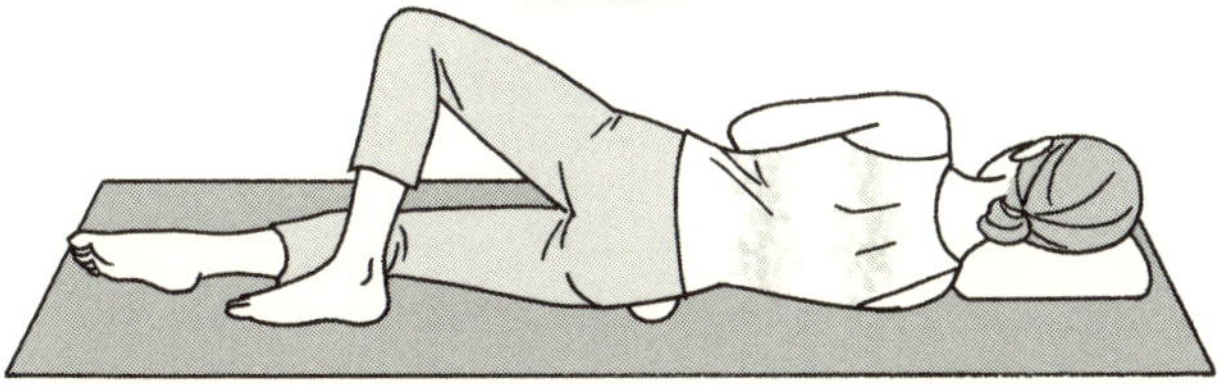

1 基本 1 の姿勢をとり、ボール２個を同様に置き、体重をかける。左脚を曲げて右脚の後ろに置き、足の裏を床に着ける。右脚は側面全体を床に着ける。

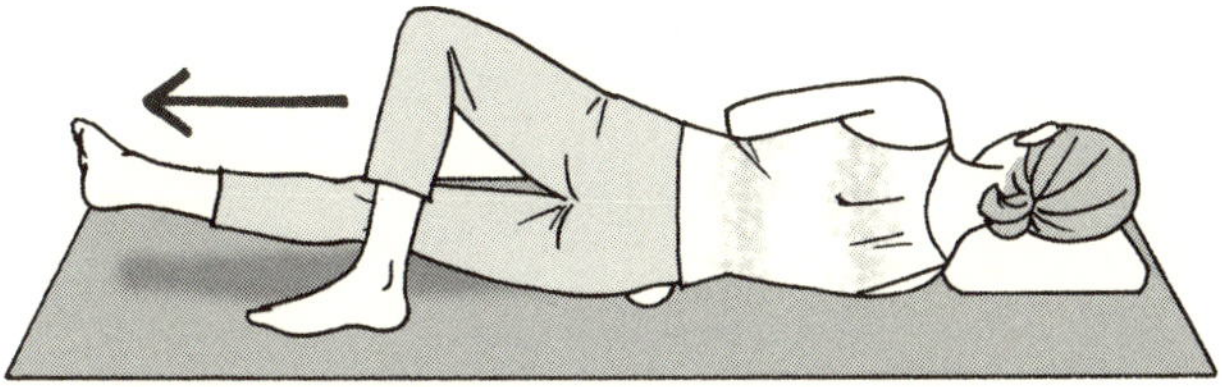

2 左脚を軸にして、右脚を少し浮かせ、右ひざをゆっくりと伸ばす。伸ばしきらなくても、できる範囲でＯＫ。

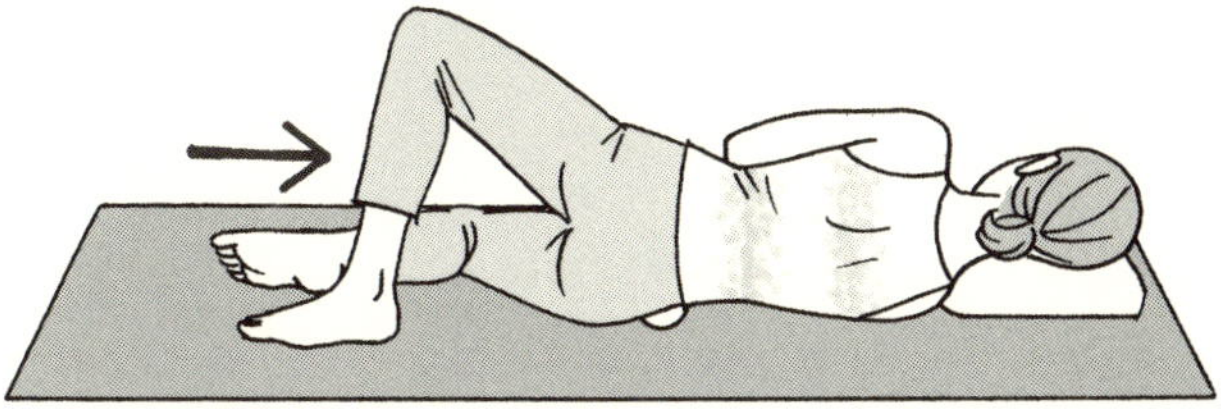

3 できる範囲でひざを伸ばしたら、右ひざをゆっくりと曲げる。これを10回くり返す。体の向きを変えて、左側を同様に行う。

座って行う大臀筋・中臀筋ほぐし

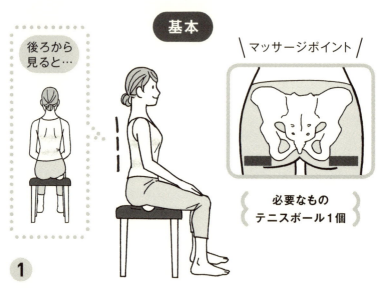

基本

＼マッサージポイント／

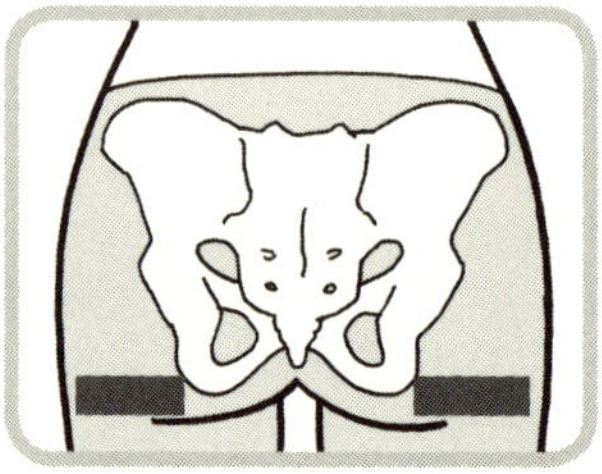

必要なもの
テニスボール1個

1

背筋を伸ばして、椅子に深く腰かける。右のおしりの下、おしりと脚との境目あたりにボールを置き、体重をかける。

2

両手を椅子にそえてバランスをとりながら、右脚をゆっくり10回曲げ伸ばしする。次に、ボールを左側に置き換えて、左側も同様に行う。

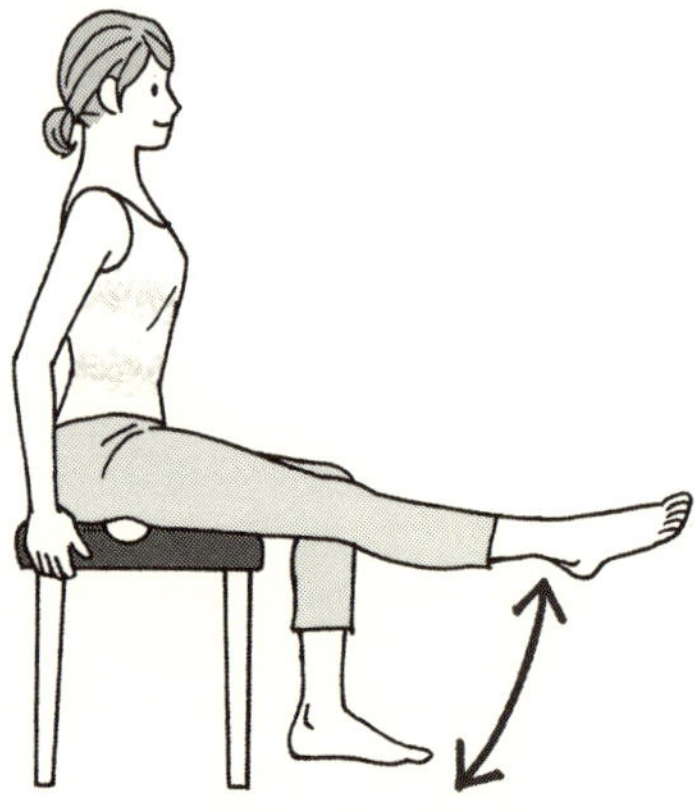

座る場所とボール1個があれば、どこでも行えるマッサージ。痛いと感じるポイントを中心にほぐしましょう。

応用

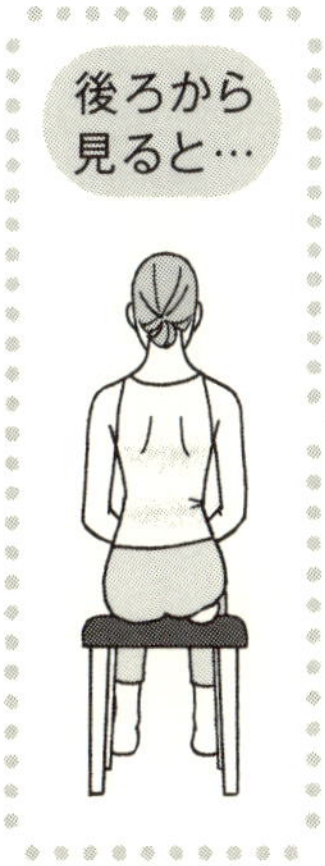

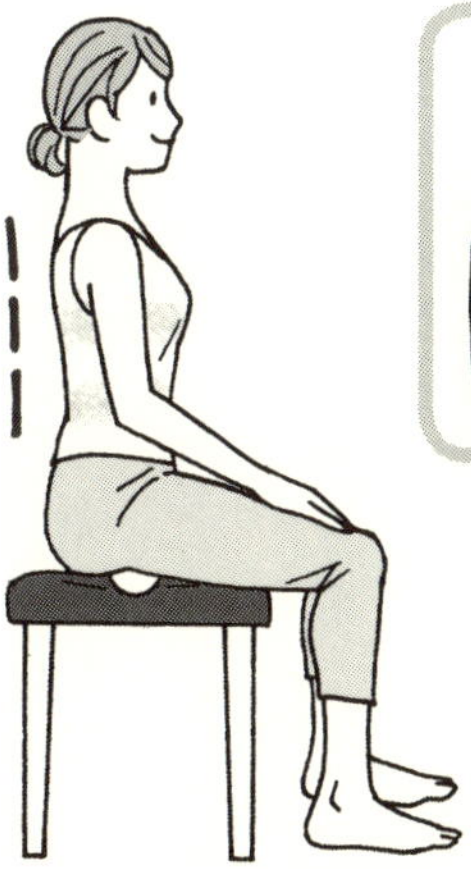

\ マッサージポイント /

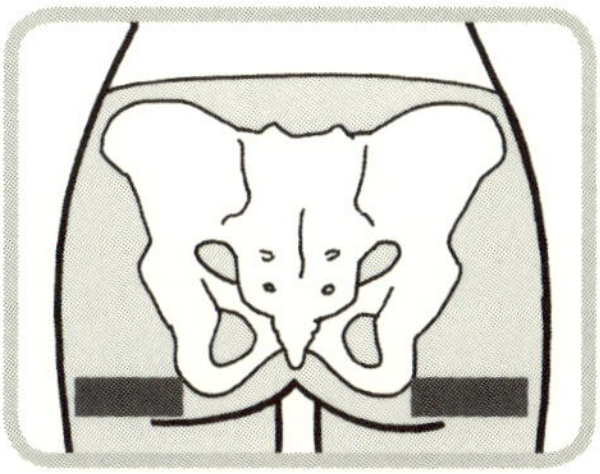

必要なもの
テニスボール1個

1

背筋を伸ばして、椅子に深く腰かけ、ボール1個を右のおしりの下、おしりと脚との境目あたりに置き、右脚を開いて、右足首を左ひざの上に乗せる。

Point!

椅子の素材によってはボールが滑りやすいので、椅子の上にタオルを敷いて行ってください。

2

ボールに体重をかけ、右ひざを軽く3分間上下させてマッサージする。反対側も同様に行う。

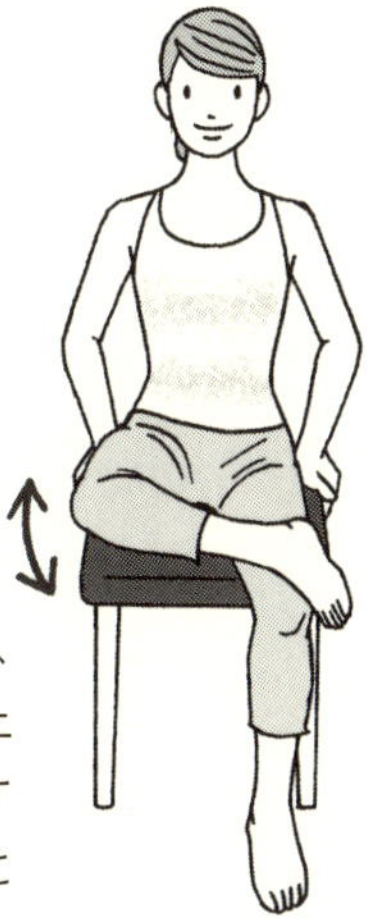

「ながらおしりほぐし」で体がみるみる変わる！

● 工夫しだいでおしりは、いつでもほぐせる

「ごろ寝中臀筋ほぐし」や「ごろ寝大臀筋・中臀筋ほぐし」には、時間や回数の目安を載せましたが、時間があれば好きなだけ行ってかまいません。

ごろ寝でテレビを見ながら、上を向いたり、横を向いたり、1時間くらいやっている人もいます。「座って行う大臀筋・中臀筋ほぐし」のほうも同様。

会社のランチタイムなどにちょっと行うのもおすすめです。

細切れでも効果があるので、家で、会社で、散歩途中のベンチで、すき間時間を見つけてやってみましょう。

テレビを見ながら…

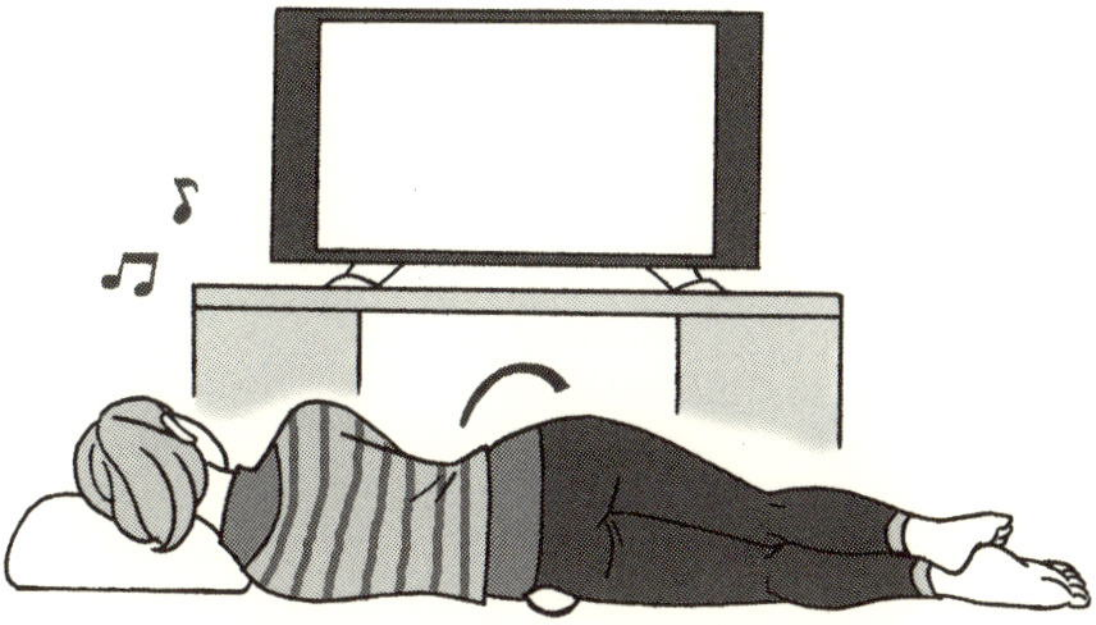

オフィスでこっそり

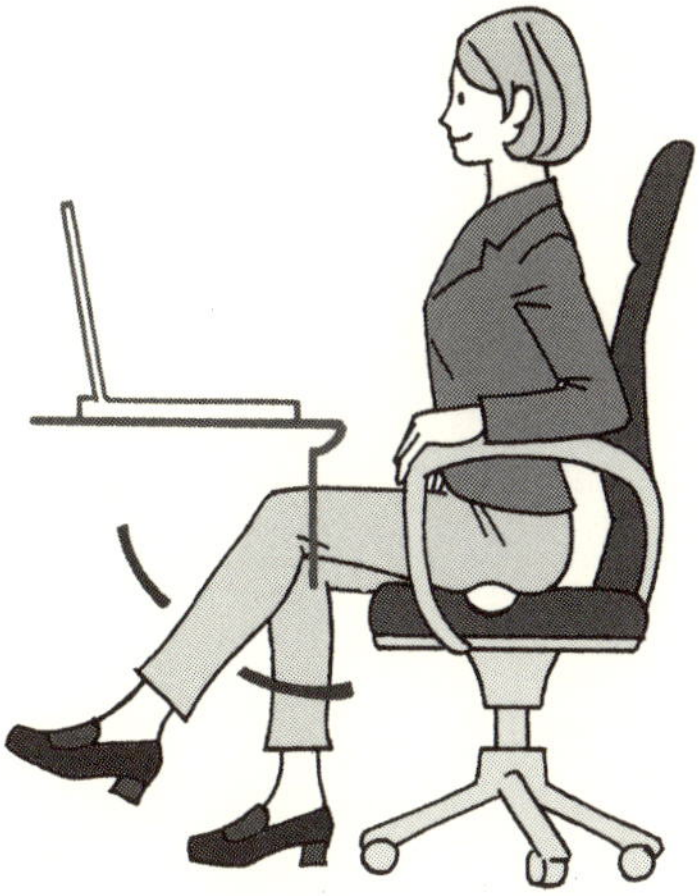

ポイントは「頑張らない、競争しない、習慣にしない」

筋トレ不要！　ゆるく歩くだけがいい

超高齢化社会に突入している現在の日本では、テレビや雑誌で多くの健康特集が組まれています。

その中で

「高齢者は筋肉が弱っているので、腹筋や背筋を鍛えなさい」

と、当然のように言っている専門家がいますが、私は反対です。

高齢者に限らず中年も同様ですが、買い物に行ったり、家事をしたり、仕事に向かったりと、1日15分程度立ったり、歩いたりする機会があるのならば、筋肉を鍛える必要はありません。

もちろん、激しく肉体がぶつかりあうラグビー選手ならば、体を守る〝鎧《よろい》〟として筋肉を鍛えておかなければならないでしょう。

しかし、**普通の人であれば、腹筋や背筋は内臓を保護したり、歩くときに体がブレないようバランスを保ったりする程度についていればいいのです。**いま現在、普通に歩けて、座ったり、立ったり、階段を上ったり下りたりという動作ができれば、何の問題もありません。

もちろん、日常生活の中で動く機会がほとんどなく、体力の衰えを日々感じているなど、筋肉の低下が著しい場合は、最低限必要な筋肉をつけなければいけません。その場合に、私がおすすめしたい運動は**ゆる〜く行うウォーキング**です。

もちろん、ウォーキングの前後でおしりの筋肉をゆるめることは忘れないでくださいね。

●「運動するぞ！」と思わないこと

ゆるウォーキングのポイントは、「これで体を鍛えよう」などと思わず、「筋肉を刺激する」程度に行うこと。

ふだん、じっと座っている人はおしりが硬いし冷えているので、固まっているおしりの筋肉を刺激し、血行をよくするつもりで歩きましょう。

あとで説明する「モデルウォーキング」（↓88ページ）を取り入れて、中臀筋を手で触りながら歩き、よりおしりに意識を向けるのもおすすめです。

フォームはそこまで気にする必要はありませんが、脚をできるだけ大きく前に出して、背筋はピンと伸ばすほうがよいでしょう。頑張りすぎずに、1日15分も歩ければOK。

また、1週間に1回程度は、坂道を上ったり階段を上ったりして、ちょっと強めの刺激を与えましょう。

ただし、坂道や階段は習慣にしないこと。

ゆるウォーキングのポイント

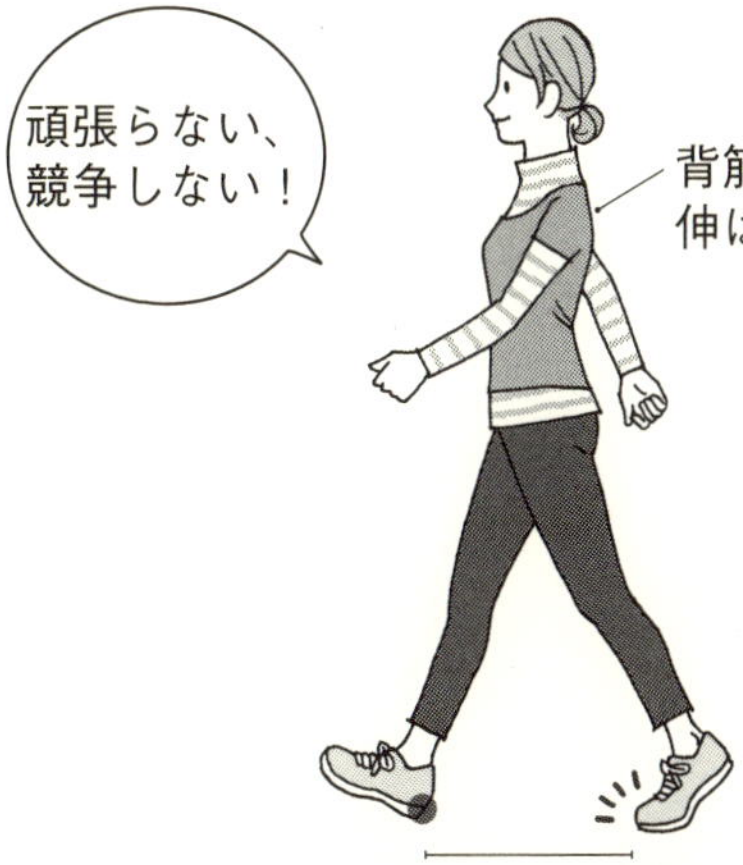
頑張らない、
競争しない！
背筋は
伸ばす
少し大きめの歩幅で

毎日はやりすぎですから、ときどき思い出したらやって、その日は「疲れたな」「筋肉を使ったな」という体の感覚を実感してください。

そしてまた翌日から、普通のウォーキングに戻ります。

基本は、頑張らない、競争しないこと。

日本人はストイックだから、ついやりすぎてしまうので、「平らな道を自分にとってちょうどいいペースで歩く」ということを続けましょう。

くれぐれも「毎日距離を伸ばしていく」などと考えないように！

●散歩の途中に「モデルウォーキング」を取り入れて

同じ歩く動作でも、**中臀筋をより動かすのが、一本の線上を歩く「モデルウォーキング」です。**

ファッションショーで歩いているモデルの姿をイメージするとわかると思いますが、着地している足と縦に並ぶように反対側の足を前に出し、脚をクロスさせるように歩きます。このとき、手のひらは中臀筋（ズボンの横にある縫い目あたり）にあてて、中臀筋がコリッと動くのを確認しましょう。

ポイントは、モデルのように腰を左右に振りながら、前に下ろした足にしっかり体重を乗せること。そうすると、中臀筋がよく動きます。

最初は下半身が硬くて動かなくても、だんだんゆるんでくると脚が動くはずなので、思いついたときにいつでも行ってください。

ウォーキングや散歩の途中に、ちょっと外出したときに――。これはきれいな歩き方でもありますから、見た目も若返り、健康効果と一石二鳥です。

モデルウォーキングのフォーム

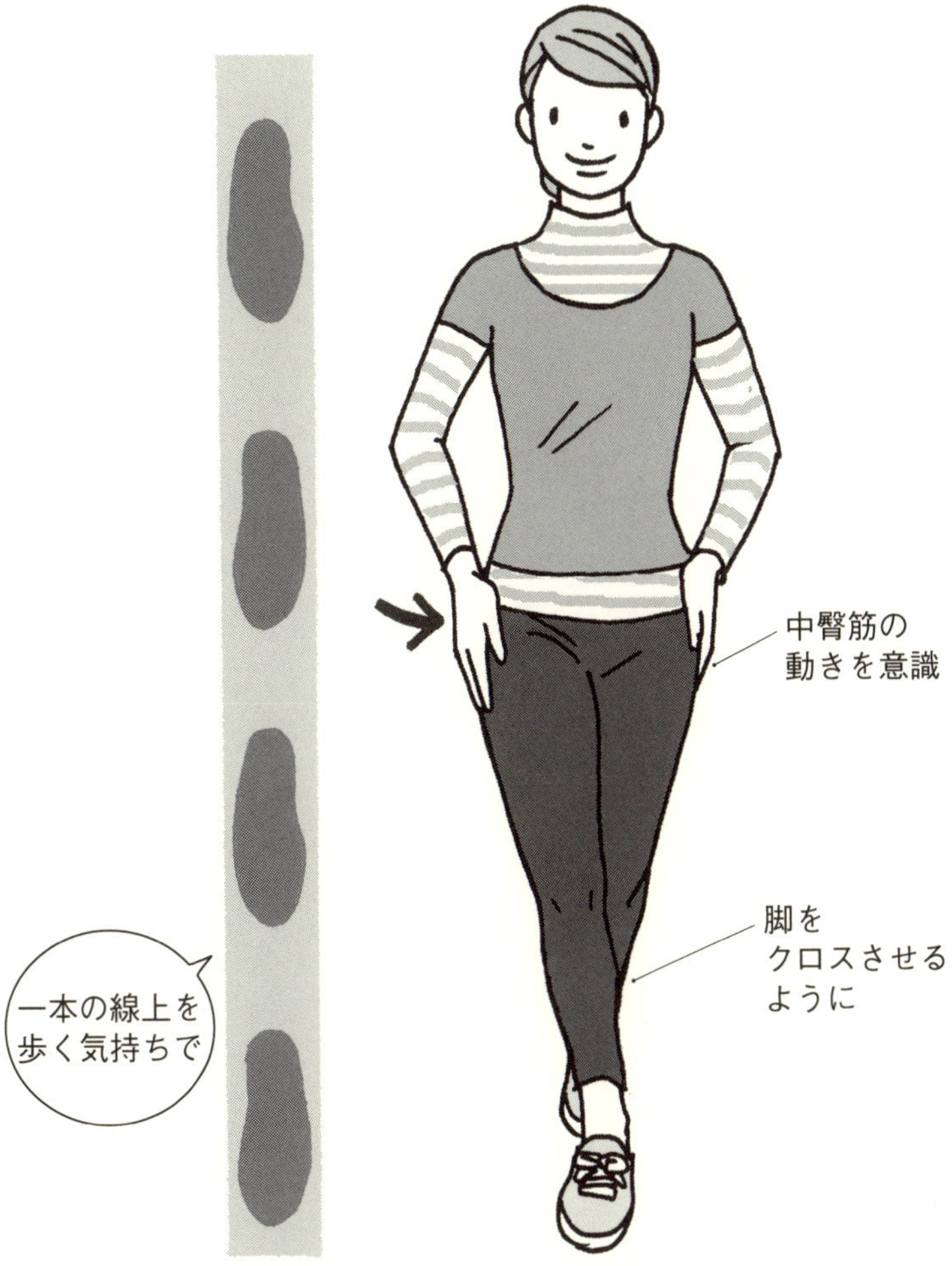

中臀筋の
動きを意識
脚を
クロスさせる
ように
一本の線上を
歩く気持ちで

歩きやすくなれば、少しの運動で筋肉がつく

おしりをゆるめてからウォーキングをすると、脚の動きが変わります。

本書ではおしりの筋肉の中でも、とくに中臀筋に注目していますが、中臀筋をゆるめると、脚が上がるようになるので、驚くほど歩くのがスムーズになるのです。

つまずきやすい、歩幅が狭くなる、すり足になるといったことが一気に解消され、歩くスピードが上がります。

おしりの筋肉はもちろん、歩くときに使う太ももやふくらはぎ、背筋、腹筋といった筋肉が正しく使えるようになります。

すると、普通に歩いているだけで、自然に筋肉がついてくるのです。

プロのスポーツ選手ならいざ知らず、普通の人が筋トレで筋肉を鍛えても、さらにカチカチにしてしまうのが関の山です。

いい筋肉とは、力を入れたらギュッと硬くなり、力を抜いたらマシュマロのように

やわらかくなる、弾力性のある筋肉。

力を抜けない筋肉をつくってしまうと、かえって老化を早めます。

おしりをゆるめて正しく歩けるようになると、筋肉へのちょうどいい刺激を得られ、いい筋肉を保つことができるようになるのです。

おしりほぐし＋朝のウォーキングで驚きの健康効果が!

●ダイエット効果や脳や心の健康にも!

ウォーキングには、肥満解消、下肢《かし》の筋力の維持、骨量の維持など、さまざまな効果があることがわかっています。その**ウォーキングは、夜行うより、朝のほうが素晴らしい効果が上がります。**

これは個人的な実験ですが、「やせたい」というある女性に、毎晩2時間歩くことを推奨したところ、1年経っても体重に何の変化もありませんでした。

それが、**朝のウォーキングに切り替えてもらったところ、毎日30分のウォーキングを2カ月続けただけで、4～5キロも体重が減ったのです。**

これは、朝は交感神経が優位になっているので代謝がよく、エネルギーを燃焼しやすいことに加え、朝日を浴びることで体内時計がリセットされ、自律神経が整った結果だと思われます。

最近の研究では、歩行によって足裏を刺激すると、大脳のある神経細胞が活性化し、大脳皮質の血行量が増加することがわかりました。つまり、ウォーキングで脳の働きが活発になることが証明されたのです。

朝起きたら水分を十分にとり、「チクタクエクササイズ」や「ごろ寝中臀筋ほぐし」などを行い、脚の動きをよくしてからウォーキングに出かけましょう。

水中ウォーキングなら、楽をしながら高い効果が望める!

20分楽しみながら歩こう

現在、ひざに痛みがあるなどして、なかなか歩くのが難しい人は、是非、水の中でのウォーキングをしてみましょう。

水中では「浮力」の影響で、重力の負荷が約10分の1になります。

これを利用すれば、**体重による脚やひざへの負担がぐっと軽減されるので、体力がない人でも陸上でウォーキングするより、ずっと楽に、効果的にウォーキングできます。**また、転倒して怪我をする心配もありません。

さらに水圧の抵抗は空気の約12倍もあるので、エネルギー消費量が大量に増します。そのため、20分ぐらい歩いただけでダイエット効果がありますし、水に浸かるだけでも、体に圧がかかって全身の血行がよくなります。

水の中でのウォーキングは陸上でのウォーキングより、はるかに高い効果を望むことができるのです。

その**水中で、前歩き、後ろ歩き、横歩きなど、いろいろな歩き方をしてみましょう。とくに中臀筋をほぐすのに効果的なのは、横歩きです。**

ただし、**1回の時間は20分までにすること。水中では疲れを感じませんが、水から上がったあとにどっと疲れがやってきます。**

また、水中ウォーキングは温水プールで行いましょう。水温が30度ぐらいあると、体温が下がらないので筋肉ほぐしにもいいでしょう。もし、ジャグジー風呂があれば、ウォーキング後に入って体を温めるのがおすすめです。

水中ウォーキングのフォーム

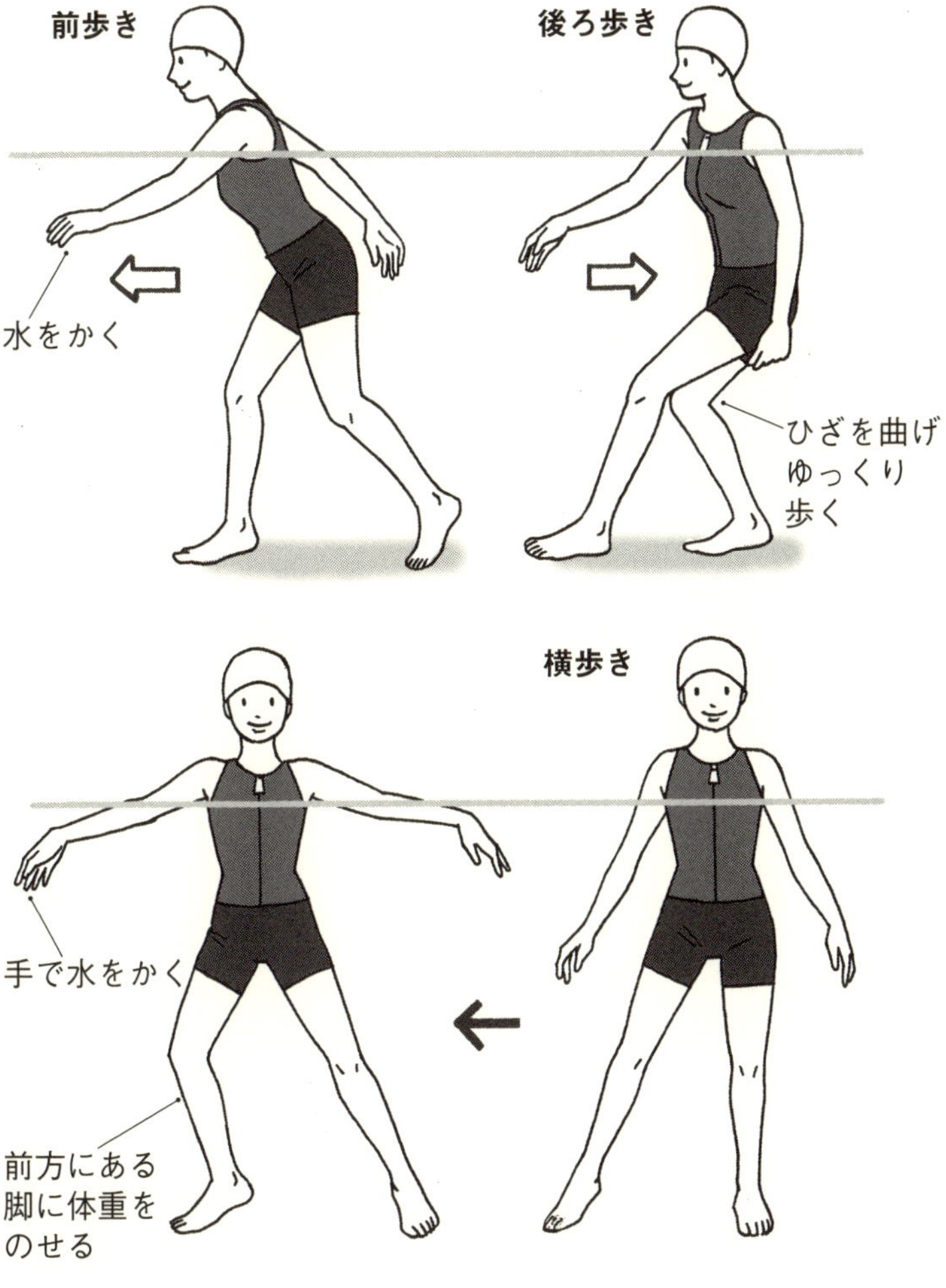

第3章

なぜおしりをゆるめると一生健康でいられるのか

おしりの筋肉は、人間にとって最も重要なパーツ

●人間にだけ「立派なおしり」がある

体には400もの筋肉があるにもかかわらず、なぜおしりの筋肉やその筋膜をゆるめることが重要なのでしょうか。それは、おしりが人間にとって非常に重要なパーツだからということにつきます。

人間以外の動物が二足歩行できないのは、「おしり」がないからです。厳密にいうと、動物にも「臀筋」はあるのですが、人間のように発達していないのです。

よく、イヌのおしり、ネコのおしりといいますが、おしりに見える部分は実は太ももの筋肉で、臀筋はその上に申し訳程度についています。

人間に近いゴリラも、あんなに筋肉隆々でいてなぜ歩けないかというと、臀筋がとても小さくて、上半身を支えるに至らないからです。

動物の中で、人間だけが臀筋が発達し、とても大きなおしりをしています。そのしっかりした筋肉によって骨盤を起こすことができ、上半身を支えられるようになり、二足歩行が可能になったのです。

体の中の〝要〟というと、「骨盤」とよくいわれます。しかし、骨盤は「骨」。骨というのは単なる〝柱〟ですから、自立できません。確かに骨盤は上半身を支えるために非常に重要な部位ではありますが、その骨盤を支えているのは、おしりの筋肉なのです。さらに、おしりの筋肉が発達したことで、股関節をまっすぐ伸ばせるようになりました。これによって直立不動の姿勢がとれるようになったのです。

まさに、おしりこそ体の要。なかなか注目されない部分なのですが、おしりの筋肉が十分に発達していることこそが、人間が立って、二本足で歩くために必要不可欠だったのです。

二足歩行を支えるおしりの筋肉「大臀筋」と「中臀筋」

●大臀筋は後ろに蹴り出す動きを支える

30ページでお伝えしたとおり、おしりには9つの筋肉があります。そのうち、主なものは「大臀筋」「中臀筋」「小臀筋」で、その名のとおり、大きさが大・中・小となっています。

大臀筋は、おしり全体を覆う大きな筋肉で、単一の筋肉としては体の中で最も大きいもの。おしりの厚い脂肪のすぐ下にある筋肉です。この大臀筋が発達していると、西洋人のようなポコッと盛り上がったヒップアップ型のおしりになりますが、日本人の大臀筋は小さく貧弱なので、ペタンとした扁平尻になっています。

大臀筋は股関節を正しい位置に据え、立っているときに上半身を安定させます。また、立ち上がったり、歩いたり走ったりするときに脚を後ろに蹴り出す（送り出す）動きを支えます。

おしりに両手のひらを当てて歩いてみると、体重が乗ったほうの脚を後ろに蹴り出すとき、その側のおしりがキュッと引き締まるのがわかるでしょう。右足を蹴り出すときは、右のおしりが引き締まります。

坂道や階段を上るときも、この大臀筋を使って体を前に押し出しているのです。

中臀筋は歩くときに脚を持ち上げる

中臀筋は大臀筋より小さくて、それより内部に存在するインナーマッスルです。大臀筋と同様、股関節を正しい位置に安定させる働きをしており、とくに、脚を持ち上げる、横に振り上げるといった動きを担っています。

二足歩行においては、この中臀筋が非常に重要な役目を果たしています。

立った姿勢から歩き出すとき、まず、片側の中臀筋が収縮します。たとえば、左の中臀筋が収縮すると、反対側の右側の骨盤が上がります。すると、右の大腰筋（お腹あたりにある筋肉）が収縮して、右太ももが上がり、歩行が始まります。

ふだん私たちは歩くとき、このような動作を無意識のうちに連続して行っているので、どの筋肉を使うかなど考えたことがないでしょう。

ここで、中臀筋を触りながら、実際に歩いてみましょう。

まず、まっすぐに立って、両手のひらを腰の真横（パンツの縫い合わせのあたり）にあてます。

そして、歩き出しましょう。右脚を上げようとすると左側の中臀筋が、左脚を上げるときは右側がキュッと縮むのがわかるでしょうか？

第2章で紹介したモデルウォーキング（↓88ページ）をすると、コリッと動くのがさらにはっきりと感じられます。このように、中臀筋がキュッと縮むためには、使わないときはやわらかくなっていて、柔軟性に富んでいることが大事です。中臀筋が、いつも硬くて動かない状態になっていたら、必要なときに使えません。

つまり、中臀筋が硬いとだんだん歩きづらくなり、やがて歩行困難になるというこ

大臀筋を動かす動き

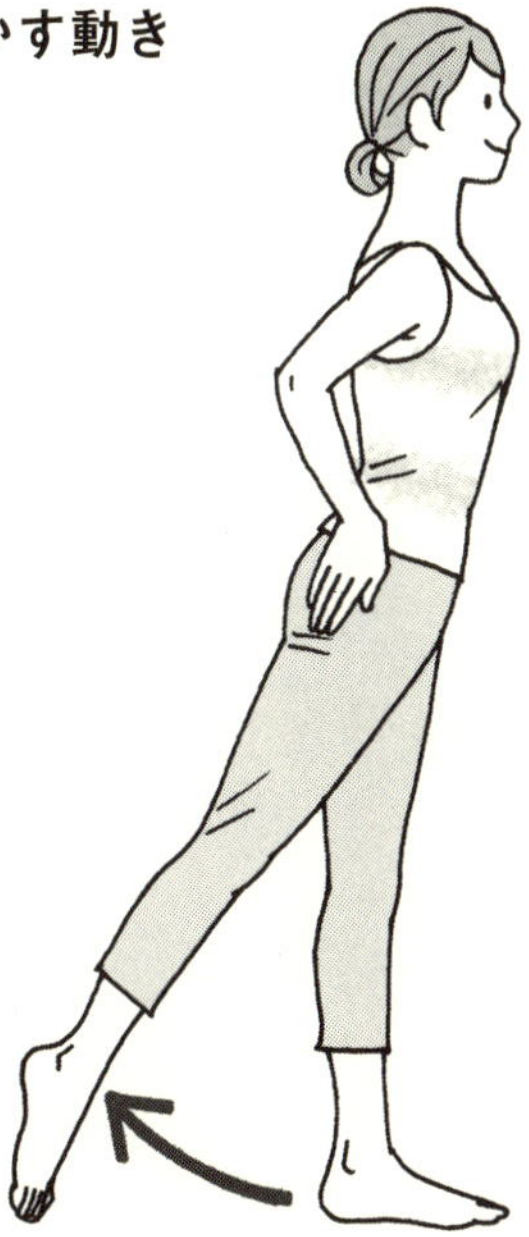

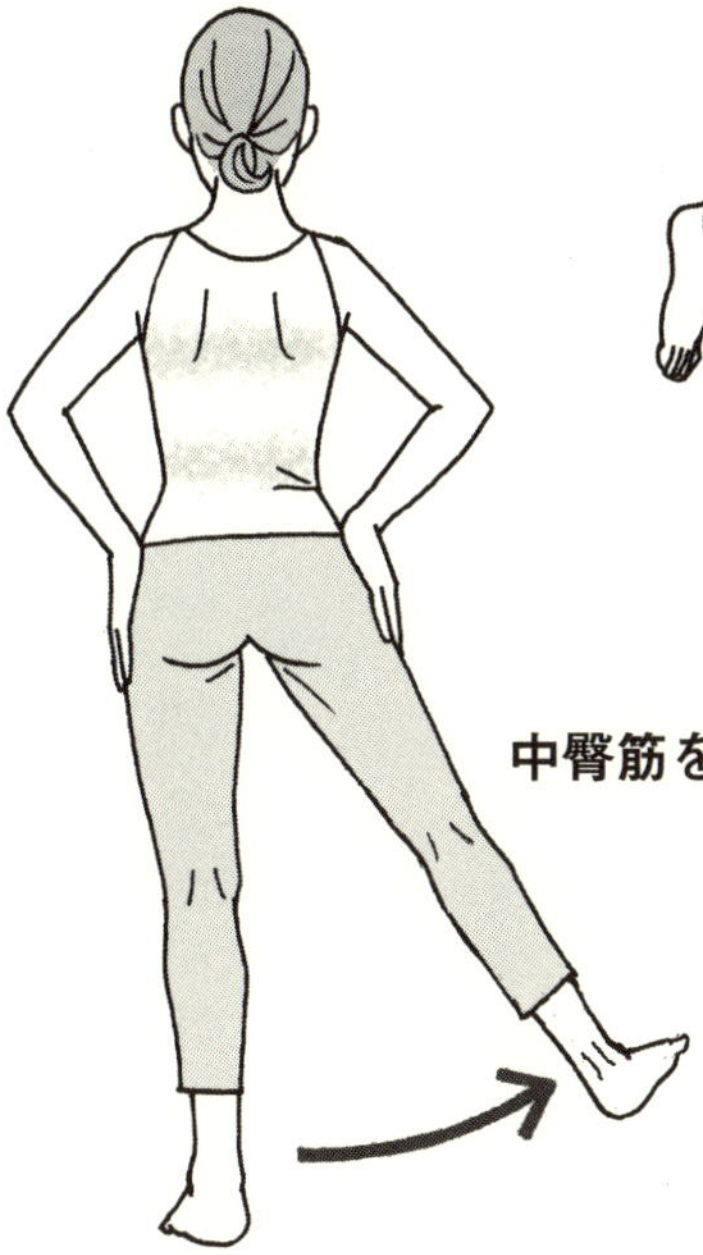

中臀筋を動かす動き

とです。

それ以外にも、中臀筋の拘縮は体のあらゆるところに影響を及ぼしていきます。

姿勢が悪いのは、背骨でなくおしりのせいだった！

●大臀筋の代わりに一生懸命働く中臀筋

大臀筋や中臀筋などの連係プレーによって、人は立ったり、歩いたりできることがおわかりいただけたでしょうか？

しかし、問題なのは日本人の場合、大臀筋が小さいため、大臀筋が役目を十分に果たしきれていないことです。

だから、大臀筋を鍛えましょう、という話ではありません。

日本人の大臀筋はもうDNAレベルで小さいので鍛えても限界がありますし、大臀筋も頑張りすぎてすでにコチコチに硬い人が多いのです。

では、問題の核心はというと、大臀筋の代わりに中臀筋がその役目まで担ってしまっているため、負担が大きすぎて、中臀筋の筋膜の拘縮が激しく起こっているということです。それによる悪影響も全身のあちこちに及んでいます。

そのひとつは、日本人は姿勢の悪い人が多いということ。

各国の首相やら大使やらが集まる場で、もしくは世界のスポーツ選手などが集まる場で、西洋人と日本人の姿勢を比べて見るとよくわかるでしょう。

西洋人は体に無駄な力が入っておらず、とてもリラックスして立っています。上体は自然にまっすぐで、脚はすらりと伸びているのが普通です。

それに比べると日本人は、「気をつけ」のように頑張っていい姿勢にしていたり、緊張感がないときは背中が丸まっていたりします。

この差は、西洋人のほうが手足が長いからかっこよく見えるといった、雰囲気の問題ではありません。

西洋人は大臀筋が発達しているので、大きくて盛り上がったおしりがちゃんと上体を支えているのです。そのため、ただ普通にしているだけで、力が抜けた無理のない姿勢をとれます。

日本人は、自分たちがそもそも大臀筋の小さい人種であることを自覚しないと、いつまでも、無理をした姿勢をとってしまうでしょう。

そのことがさらに中臀筋に負担をかけ、拘縮に拍車をかけることになるのです。

●おしりが硬いと「極端なS字」か「C字」の姿勢に

では、具体的にどう姿勢が悪いのでしょうか？

よく見られるのは、腰を反らし、おしりを突き出している、いわゆる「出っ尻」の姿勢です。大臀筋が大きい西洋人は普通に立っている状態で、おしりがポンと突き出ていますが、日本人の場合は西洋人とは異なり、おしりが不自然に突き出てしまっています。

日本人は大臀筋が小さいぶん中臀筋に負担をかけて立っているので、中臀筋が硬くなってギュッと縮まっています。

中臀筋は骨盤の上部につながっているので、縮まった中臀筋に骨盤が引っ張られ、前に傾いてしまうのです。

すると、背骨のS字カーブが強くなり、腰が反っておしりが突き出ます。

これが出っ尻＝「背骨が極端なS字になっている」姿勢です。骨盤が前傾すると、そこに収まっていた内臓が漏れてしまうので、お腹もポッコリ出てきます。

さらに、「猫背」の姿勢もよく見られます。日本人は立つときに、どうしても中臀筋に負担をかける、出っ尻の姿勢になってしまうので、立ち続けるとだんだん腰が痛くなってきて、長時間立っていることができません。

そして、背中を丸めたくなるのです。

立ったまま背中を丸めれば、猫背の姿勢になりますし、座って力を抜けば、自然に背中が丸くなります。

歳をとると、そもそも腰を反らせて立つのも大変になるので、いつも猫背で立つことが普通になってきます。

すると、「S字状」だった背骨自体がだんだん「C字状」にカーブしていきます。これは老化の証拠です。

こうなると、次第にひざを曲げ、腰を落としてO脚で歩くようになるので、言葉は悪いですが、おサルさんのようになってしまいます。

このように、「極端なS字」も「C字」も中臀筋が硬くなっているがゆえの不自然な姿勢です。

背骨が最も自然なのは、ゆるやかなS字カーブを描くことであり、そのためには、中臀筋のやわらかさが欠かせません。

中臀筋が拘縮すると、骨盤や背骨にまで影響が！

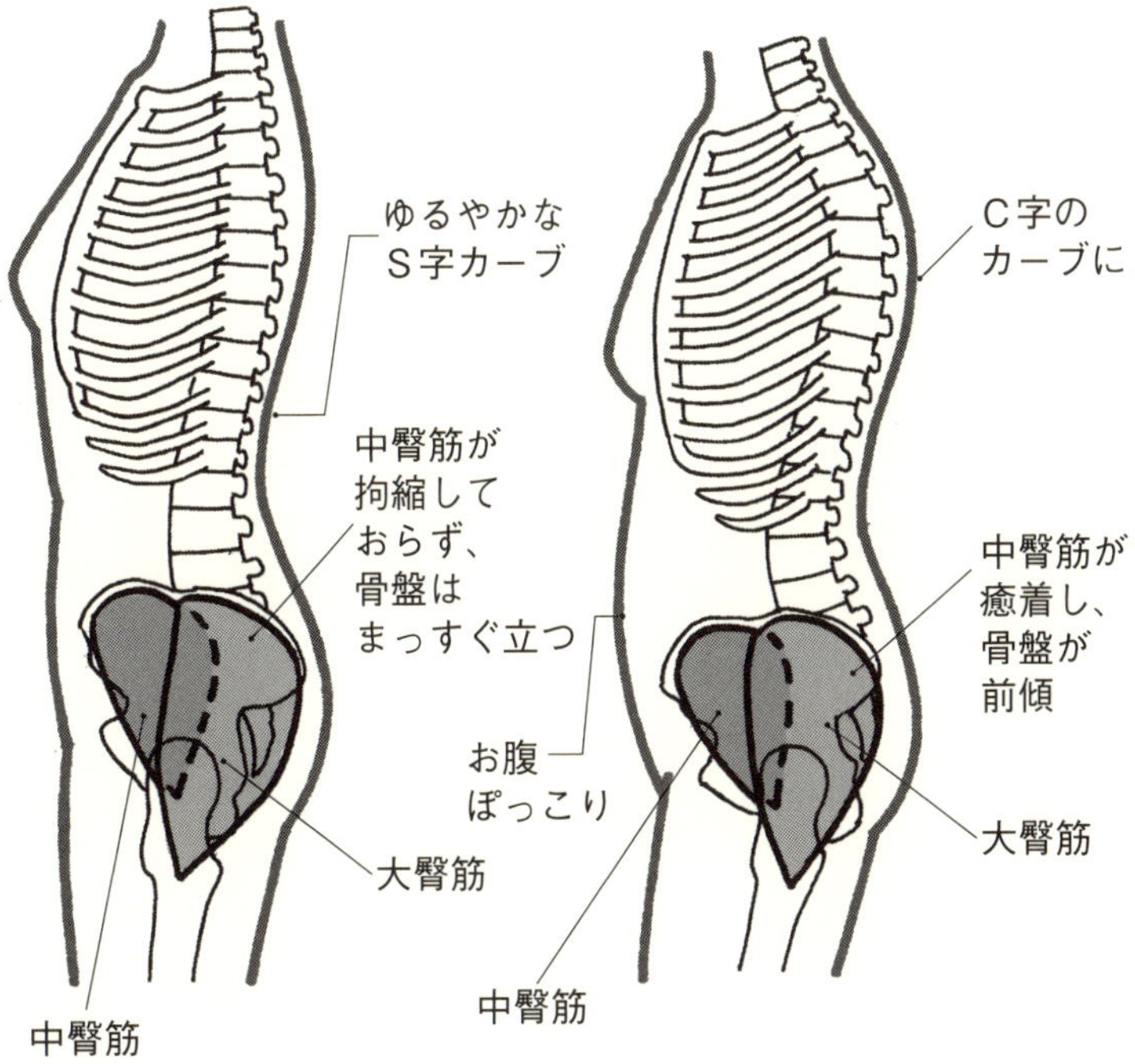

中臀筋に拘縮が
ない場合

中臀筋に拘縮が
ある場合

硬いおしりが引き起こす「恐るべき負の連鎖」とは

●固まった「冷凍肉」から「股関節ロック」に

よく患者さんのおしりを施術しながら、「これはもう、冷凍肉だね」と冗談を言うことがありますが、実は冗談ではありません。

日本人は中臀筋が硬くなりやすく、さらにゆるめる努力をしていないので、中年以上になるとほとんどの人のおしりの筋肉は硬くなり、それを包む筋膜が癒着し、筋肉の動きが悪くなっています。

すると、中を流れる血液の循環も悪くなるので、酸素や栄養が十分にいきわたらなくなり、筋肉自体が冷たくなるのです。

まさに〝冷凍肉〟状態といっていいでしょう。

そうした筋肉や筋膜を施術でほぐすと一気に血液が流れ始めるので、やわらかくなって温かさが戻ってくるのがわかります。

「やっと解凍されたよ。これで食えるようになったよ」と、また冗談を言って、毎日のように患者さんと笑い合っています。

このように、固まってもきちんとしたケアをすればいいのですが、おしりの硬さに気づかなければ、長年放っておかれるわけです。すると、おしりはひたすら硬くなっていくのみで、自然に戻るということがありません。

とくに、筋肉内部の筋周膜や筋内膜は、コラーゲン線維の多い強度のある筋膜なので、なかなか変形しない代わりに、一度変形したら自然には元に戻りません。

長年のストレスがじわじわ変形を促し、放置しておけば、ゆがんだまま固まってしまうというわけです。そうした中臀筋や筋膜の収縮・変形は、骨盤の傾きを変え、姿勢にまで悪影響を及ぼし、さらに全身に広がっていきます。

そのシワ寄せがすぐに現れるのが股関節です。

股関節と中臀筋には深い関係が

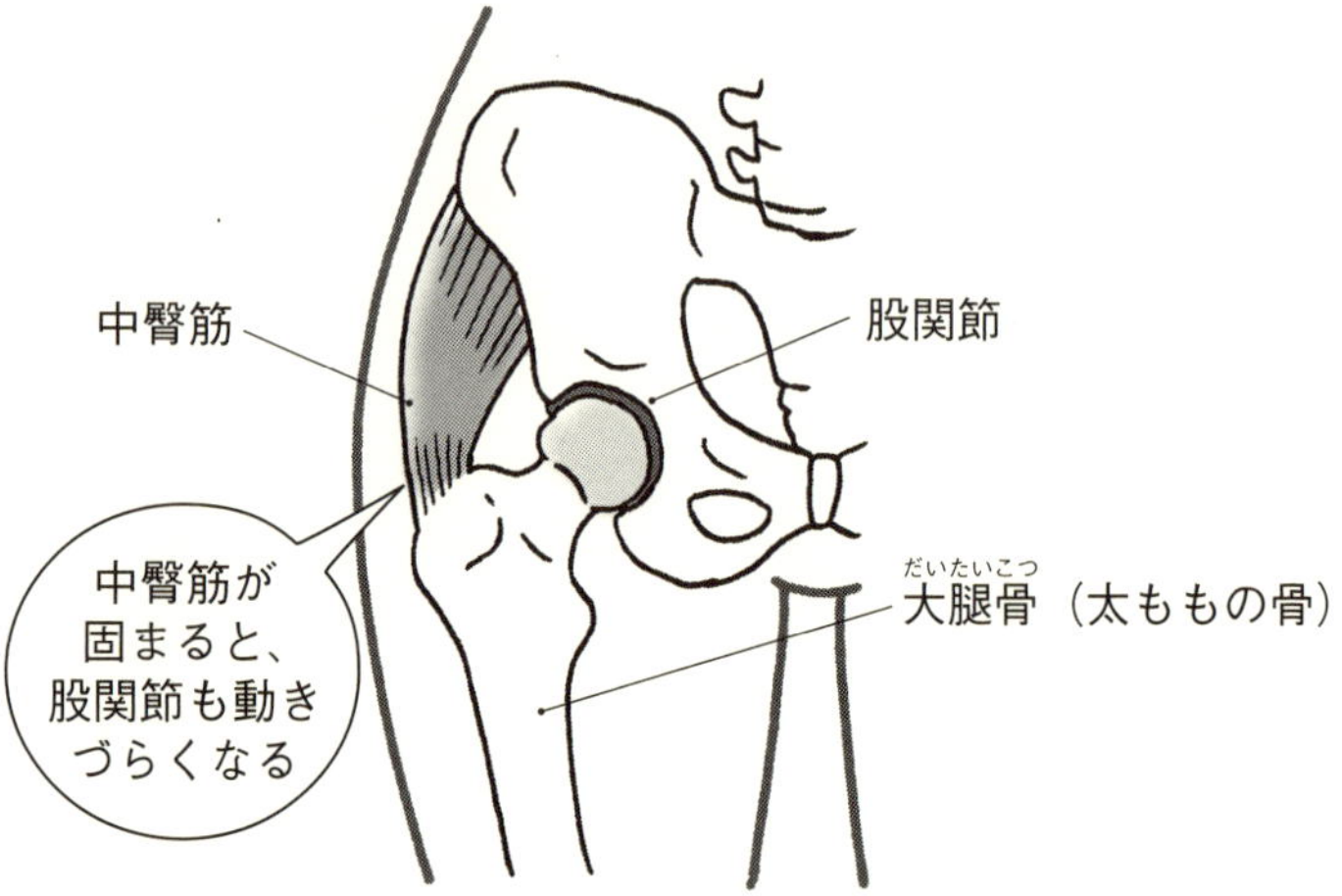

自由な動きができなくなる、いわゆる「股関節ロック」の状態になります。

股関節とは、脚の骨である大腿骨と骨盤が接している部分です。

股関節がスムーズに動くことによって、歩いたり走ったり、または、爪先を外向きや内向きにしたりできます。

その股関節がロックされてしまうと、歩きにくくなりますし、ガニ股も内股もできません。

その状況を病院などで、病気と診断されることがあるのです。

股関節ロックが、変形性股関節症と診断される!

股関節がロックされてしまうと、最初のうちは歩きづらさが出てきます。そのうち、脚の付け根が痛いとか、歩くときに脚を引きずるという症状まで見られます。

そこで、整形外科にかかると、「変形性股関節症」と診断されるようです。股関節の軟骨がすり減ったために(つまり、股関節が変形したために)、関節が炎症反応を起こしたり、動きが悪くなったりするのだと——。

しかし、そうした症状は、本当に軟骨が原因でしょうか?

股関節に変形が出てきたとしても、おしりの筋肉や筋膜が硬くなることによって、それを増長している場合もあります。

筋膜マッサージで中臀筋をゆるめることで、歩行が楽になるケースはこれまでたくさんありました。**股関節を囲むまわりの筋肉がやわらかい状態であれば、股関節を自由に動かせるようになるのは明らかでしょう。**

股関節に異常が出た場合は、まず先に、おしりの硬さが原因ではないかと疑ってみてください。もし、変形が進んで手術を受けることになった場合も、おしりをやわらかくしておくと、予後が全然違うことが実証されています。

私のところに通っている患者さんが、変形性股関節症が進んでいよいよ手術を受けたときのことです。両脚とも「手術は大成功」と担当医が自画自賛していると聞きました。

なぜなら、通常の患者さんの半分の月日で歩けるようになったからだと。

しかし、私にしてみれば、それは当然の結果。おしりの筋肉をきちんといい状態にして、手術に臨んだからです。

もし、筋肉が硬いままであれば、手術をしても筋肉の締め付けは変わりませんから、予後はそれほどよくなかったかもしれません。

手術を受けるにしても、筋肉の状態に気を配ってほしいと思います。

硬いおしりが全身をゆがませる

股関節ロックになる時点で、もう姿勢が「極端なS字」か「C字」になっている場合もあるので、どちらが先かはいえませんが、いずれにしても、股関節（骨盤）や背骨のゆがみは全身に波及していきます。

患者さんで多いのは、腰痛、ひざ痛、肩コリ、首コリ、股関節痛、脚のしびれ（坐骨神経痛）、歩行困難など。

股関節が痛い人が肩コリを持っていたり、ひざにも水がたまっていたりと、いくつもの症状を抱えている場合も多くあります。歩きづらければ、どこかに力を入れて脚を上げようとするので、肩に力が入って肩コリになったりするのです。

こうした負の連鎖は止まりません。

そんなとき、あっちもこっちも施術するのではなく、まず、根本原因であるおしりをほぐします。中臀筋は本当に見逃されていますが、〝冷凍肉〟のように冷たく固まっているここをほぐすと、股関節ロックや姿勢の悪さが改善され、今度はいい方向への循環が始まります。まず大元を改善し、それから細部の改善です。

おしりの「ズレ」が骨格のズレを生む

あなたのおしりは左右、どちらが大きい？

まさか、自分のおしりが左右均等と思っている人はいませんね？

目も、手も、脚も、体の左右のパーツがまったく同じという人がいないように、おしりの大きさや硬さも左右によって違います。

私は患者さんを施術するとき、その方が「山田太郎さん」なら、右のおしりを「山田さん」、左のおしりを「太郎さん」と呼び分けて、その状態を説明しています。誰でも、それくらい左右差があるのが普通で、ひとくくりに「おしり」として語れるものではありません。

では、自分のおしりの左右差を知るには、どうしたらいいのでしょうか？

簡単なのは、利き手から考えることです。

右利きの人は、脚も同じく右脚が利き脚のことが多くあります。いつも右脚から歩き出し、階段は右脚から上るというように、絶えず右脚を使っていれば、利き脚も右脚です。

この場合、右のおしりのほうが、筋肉が鍛えられているぶん大きいはず。さらに、右の中臀筋が酷使されて拘縮しているため、右脚のほうが短いはずです。痛さの反応も、利き側（この場合は右脚）のほうが敏感で、より強く感じます。

対して、左脚は軸足。立つときに体重をかけるほうです。あまり使わないから、左のおしりは小さく、左脚のほうが長くて、鈍感です。座って足を組む場合、たいがい長い脚のほうを上にするからわかるでしょう。

利き手が左という人は、この反対で、利き脚が左で、軸足が右のことが多いです。おしりは左のほうが大きくて、硬く張っているでしょう。右のおしりは小さく、右脚のほうが長いはずです。

おしりの左右差が体のクセや、骨のズレを生む

体の左右差は誰にでもあるものなので、それが悪いことではありません。ただし、自分にどのような差があるのかを知って、なるべく左右均等に保つように気をつけたほうが、全身のバランスがよくなります。

たとえば、足を組むときにいつも同じ側ばかり上にするのではなく、意識的に短いほうの脚を上に乗せてみます。立つときは体重をかける脚を交互にしたり、女性だったら斜め座りするときに脚を流す向きを変えたりします。

第2章で紹介したエクササイズでも、硬いほうのおしりのケアを長い時間行ってよくほぐし、少しでも左右差を少なくするといいとお伝えしましたね。

というのも、**おしりの筋肉のバランスの崩れ＝おしりのズレが、骨盤や背骨のズレにつながるからです。**

おしりのズレは、立つ、座る、歩くといったすべての動作に関わるので、それが体を使うときのクセになります。

その人によって、立ち上がり方や歩き方など、体の使い方にクセがあるでしょう。それがその人らしい雰囲気を醸し出しているのですが、悪いクセがついてしまうと、骨盤や背骨といった骨のゆがみを引き起こします。

骨を支えているのは筋肉なので、その筋肉のバランスが悪ければ、骨がゆがむのは当然といえるでしょう。

そして、背中が反りすぎてしまったり、猫背でO脚になったり、チョコチョコ歩きになってしまったりします。

自分のおしりの左右差に気がついて、硬いほうを長くマッサージしたりストレッチしたりして、よりほぐすようにしましょう。

それが、全身のバランスをよくし、いつまでも動きやすく使いやすい体を保つコツです。

体がやわらかくても、中臀筋だけ硬い人が多い事実

●開脚180度と「おしりがやわらかい」は別モノ

「ヨガやエアロビのインストラクターには、おしりが硬い人や腰痛持ちが、多いんですよ」

という話をすると驚かれるのですが、体がやわらかいことや180度開脚ができることと、おしりのやわらかさは別モノです。

私はヨガを20年教えていたのでわかりますが、ヨガは体の関節を柔軟にするにはいい運動です。

しかし、筋肉のバランスを整えるという発想がなく、中臀筋をほぐすというヨガも

ありません。

エアロビクスでは、胸を張った反り腰の姿勢で動くことが多いので、中臀筋は硬くなります。インストラクターともなれば、腰痛になるのは必然ともいえます。

180度開脚ができ、胸が床にペタリとつくほど体がやわらかい人でも、おしりが硬い人は山ほどいます。

かつて私が治療した新体操の元オリンピック選手も、社交ダンスの元日本チャンピオンや現役チャンピオンもそうでした。

こういう人たちは、長年ハードな訓練を積んでいますから、開脚や前屈、後屈といった動きに関しては非常に柔軟性がありますが、中臀筋と大臀筋は想像もつかないほどの硬さになっています。

ですから、**自分はスポーツをやっていたとか、現在、何かスポーツをやっているから、おしりの筋肉はやわらかいだろう、と思っているとしたら、それは間違いです。スポーツをしていた人ほど要注意。**

おしりが硬くなり始める年齢には個人差がありますが、一般的に、スポーツをしていた人のほうが早く硬くなります。

かねがね、スポーツは健康に悪いと伝えてきましたが、どんなスポーツにせよ、一定の筋肉を必要以上に鍛えて使い倒してしまうため、その後遺症が出てしまうのです。おしりの筋肉は、歩く、走るということに直結しているので、どんなスポーツでも酷使してしまいます。

「自分はスポーツをやっているから大丈夫」と思わずに、「スポーツをやっているから、おしりの筋肉が硬いのでは？」と思い直してください。

●「キレ」がなくなったから「鍛える」はNG

どんなスポーツ選手にもいえることですが、陸上選手はひたすら走り、スケート選手はひたすら滑り、そのために必要な筋肉を鍛え上げます。

しかし、ずっと成長していた人でも、あるとき、ふと動きに「キレ」がなくなってきます。

今までできていた動きができなくなることは、スポーツ選手にとって非常事態ですから、何度も何度も練習をくり返し、それでも結果が出ないと、これを練習不足ととらえて、さらに練習する方がほとんどです。

スポーツ選手の体のケアを行う中で、こういう人たちを私は間近で見てきましたが、根本原因である中臀筋をほぐし、正常な状態に近づけるだけで、すぐに解決することがよくあります。

もっと頑張れば結果が出るというものではなく、「なぜ、できなくなったか」という原因を追求することで、早くスランプを脱出できるのです。

これは何も、スポーツ選手に限ったことではありません。趣味でスポーツをしている人や各種のダンス、エアロビクスやヨガなどのエクササイズを習っている人も同様。みなさん、中臀筋のことが頭にないので、「急にできなくなった」となると、すぐに練習不足だと自分を責めて、さらなる努力をしています。

しかし、それでは、ますます中臀筋を硬くするだけで、望む結果は得られません。

●西洋式のスポーツは「反り腰」に注意

話はそれますが、スポーツの話のついでにお伝えしておくと、新体操、エアロビクス、ゴルフなど、西洋式のスポーツをしている人は「反り腰」になりがちなので注意が必要です。

なぜなら、西洋人の姿勢を見て真似してしまうからです。

新体操や体操の競技を見ると、みんな胸を張るよう意識して演技しているのがわかります。とくにフィニッシュでは、それまで以上に腰を反らして胸を張り、おしりを突き出す姿勢になっています。

これはスタイルのよい西洋人に交じり、より見栄えよくするためにやっていることでしょうが、西洋人はもともとおしりが突き出ているので、自然に立っているだけでヒップアップできるのです。しかし、**日本人は無理してやっているので、体への（とくに中臀筋への）負担が大きくなります。**

ゴルフでも、日本人のプロゴルファーが西洋人のアドレス（構え）と同じ姿勢をとろうとしていますが、それでは結果が出るはずがありません。

西洋人は大臀筋が大きいため、自然体で打っていても、自然にヒップアップできて、おしりがポンと出ています。

これを日本人が真似すると、扁平尻であるため、骨盤を前に傾かせて、無理におしりを突き出すようになるのです。

見た目は同じ姿勢になりますが、股関節がロックされて動かなくなり、結果、腰が回らなくなります。

どんなスポーツであれ、日本人は西洋人の真似をするのではなく、日本人にとって自然な姿勢で臨むことが重要です。そのほうが成績が上がるうえ、体に余計な負担をかけることが少なくなります。中臀筋の被害も少なくて済むというわけです。

おしりは鍛えるべき！の思い違いで歩けなくなる!?

●とくに中高年は鍛えない。筋トレ禁止！

100歳になってもゆるめる必要のある筋肉が、中臀筋です。

数年前、「100歳、100歳」で有名になった姉妹が病院のベッドで、足首に重りをつけて一生懸命トレーニングする姿が放映されていました。その後、彼女たちが元気に歩行する姿を見ることはありませんでした。残念ですが、これは当然です。

足腰を鍛えることをやめて、中臀筋をゆるめてあげれば、まだ歩行できただろうにと心に残りました。

中臀筋は、生活の中で普通に歩いたり、ダラダラ坂を上ったり下ったり、階段を上り下りするだけで十分に刺激を与えられる筋肉です。

放っておくと硬くなっていく筋肉なので、筋トレをしても硬くなるのを早めるだけで、いいことはひとつもありません。硬くなれば他の筋肉にも影響を及ぼして、故障や怪我が多くなるだけです。

中臀筋が硬くなるということを知らずに、単におしりがたるんだり弱ったりしているのは老化だといい、おしりを鍛えることをすすめている専門家がいます。

しかし、中臀筋は普通に歩くことによって刺激を与えていればいいのです。

そして、意識してゆるめたり、本書で紹介したマッサージでほぐして癒着や変形から解放することで、驚くほど歩行がスムーズになります。よく歩けるようになれば、自然に腹筋や背筋も刺激されます。

中高年にとって、筋トレは無意味。日々、患者さんに接していると、「筋トレ禁止令」を出したいくらいの気持ちになります。

〝ヤングじいさん〟〝ヤングばあさん〟が増えていく

おしりを鍛えるとよくないのは、中高年ばかりではありません。これからの時代は、デスクワーカーやドライバーのように、仕事で長時間座らざるを得ない人が増えていくでしょう。

このような人たちが、筋肉が弱っているからと、いきなり筋トレを始めるのもマイナスにしかなりません。昔と違い、若い人は子ども時代に外遊びの経験が少ないので、基礎体力がありません。基礎体力というのは、水泳やサッカーといったスポーツで「つける」ものではなく、毎日の通学で歩いたり、走り回ったり、山を上ったりといった日常的な運動でつくものです。

そうした運動では、太古の昔に狩りをしたり、えさを求めて長時間歩き回ったときに使っていたのと同じ筋肉を使っていると考えられます。使われるのは、体の外側の大きい筋肉（表層筋）です。

現代人は小さいころから表層筋を使わない生活をしているうえ、キーボードを打つといった手先の細かい仕事が異常に増えているため、体の内側にあるインナーマッスル（深層筋）ばかり使い、それらの筋肉を若いうちから硬くしています。

若いのに、外側がたるんでいて、体の中がカチカチに固まっている人を見ると、私は「お前は〝ヤングじいさん〟だなあ」「お前は〝ヤングばあさん〟」と呼んで笑っています。しかし、心中では、そんな人たちがこれからますます出現してくると思い、本気で心配しています。

若い人も運動を始めようと思ったら、まず、深部の筋肉、とくに中臀筋をゆるめ、脚や腰を自由に動かせる体になってからにしましょう。

そして、中高年の方は、見た目は年相応に老けていても、体の中はしなやかな「オールドにいさん」「オールドねえさん」でいきましょう。

8万人の体を変えた「押して動かす」ケアの秘密

運動後にストレッチしたからOK……ではありません！

「練習後にストレッチをやっているから、筋肉のケアは十分」という人がいますが、運動後にストレッチで伸ばしても、中臀筋やその筋膜はゆるみません。

また、普通のマッサージや鍼《はり》・指圧は、血流やリンパの流れと筋肉へのアプローチを対象にしているので、筋膜まで効果がありませんし、ブームになっている筋膜ケアは、体の浅い部分にある皮下筋膜だけを考えたものです。

本書で着目している中臀筋とその筋膜をゆるめるには、特殊な技術が必要です。

それは**「押して動かす」**こと。第2章のマッサージは、すべて押しながら体を動かしていたのに気づいていただけたでしょうか。

ボールなどで患部を押し、皮膚の上から筋膜を固定したうえで、脚などを動かすと、筋膜は固定された状態で筋肉だけが動きます。この結果、筋膜と筋肉の癒着がとれるのです。さらに、これを続けていると、筋膜は変形が徐々に取れて筋肉を締め付けなくなりますし、筋肉は柔軟性を取り戻します。

オリエンタルスタイルで体を整えよう

この技術は、私が30年以上前に、独自に編み出しました。

1980年代当時、私は交通事故に遭《あ》った後遺症で腰痛に悩まされており、根本的な治療法を探して渡米しました。そこで「ロルフィング」に出合ったのです。これはロルフ博士が開発した画期的な筋膜マッサージでした。

しかし、アメリカで出合ったロルフィングはアメリカ人の体に合わせてつくられていたため、非常に痛くて続けられませんでした。

そこで、日本でアメリカ人のロルフィング専門家に習い、自身の腰痛を改善し、またロルフィングを日本人向けに改良することに取り組んだのです。

筋肉の最小単位である筋原線維は1~2マイクロメートルです。華奢な日本人の筋原線維が1マイクロメートル程度なのに対して、西洋人は筋原線維が日本人に比べて太く、だいたい日本人の2倍の2マイクロメートルあることが多いのです。

2倍といってもマイクロメートルでは僅少差でしかありませんが、筋原線維の集まりが1つの筋肉になるわけですから、その差は歴然です。

西洋人の筋肉は大きくて弾力に富んでおり、スポーツでぶつかり合ってもびくともせず、相手をポーンと弾き返します。分厚い表層筋に守られているので、インナーマッスルやその筋膜のゆがみはそれほど大きくありません。

それに比べると、日本人は全体的に筋肉が小さいため、インナーマッスルや深在筋膜がゆがみやすく、ケアが必要です。

さらに、ロルフィングの刺激は強すぎて向かないため、日本人の体に合わせた対処法を考えました。

そこで、「押して動かす」という独自の方法を開発したのです。

外国から入ってきた筋トレやストレッチは西洋人の筋肉のために編み出された、いわば「コンチネンタルスタイル」です。それを、そのまま受け入れるのではなく、日本人の筋肉や体つきに合った「オリエンタルスタイル」に取り組んだほうが体にとってはより効果的です。

欧米で流行ったものを日本人はすぐに取り入れますが、それらの多くがあっという間に廃れています。

それは、コンチネンタルスタイルのまま、真似だけするからです。体格や体つきが全然違うのですから、是非オリエンタルスタイルに変換したもので、無理なく体にいいことを続けていってください。

やわらかおしりが、全身の血流を変える

●おしりほぐしで血管ストッパーを外す

おしりが硬くなると、体の中心部のさまざまな筋肉に影響が出ます。

おしりが硬くなることで動きが制限され、硬くなっていくのが、お腹の深部にある「腸腰筋《ちょうようきん》」。大腰筋と腸骨筋を合わせてこう呼びます。

背骨や骨盤を起点として、太ももの骨、大腿骨までつながっているので、この筋肉が硬くなれば、まさに股関節や骨盤まわりがロックされ、姿勢や脚の動きが悪くなるのです。

さらに、骨盤や鼠径《そけい》部（脚のつけ根）あたりの筋肉が固まると、ここを通っている

腸腰筋とは…？

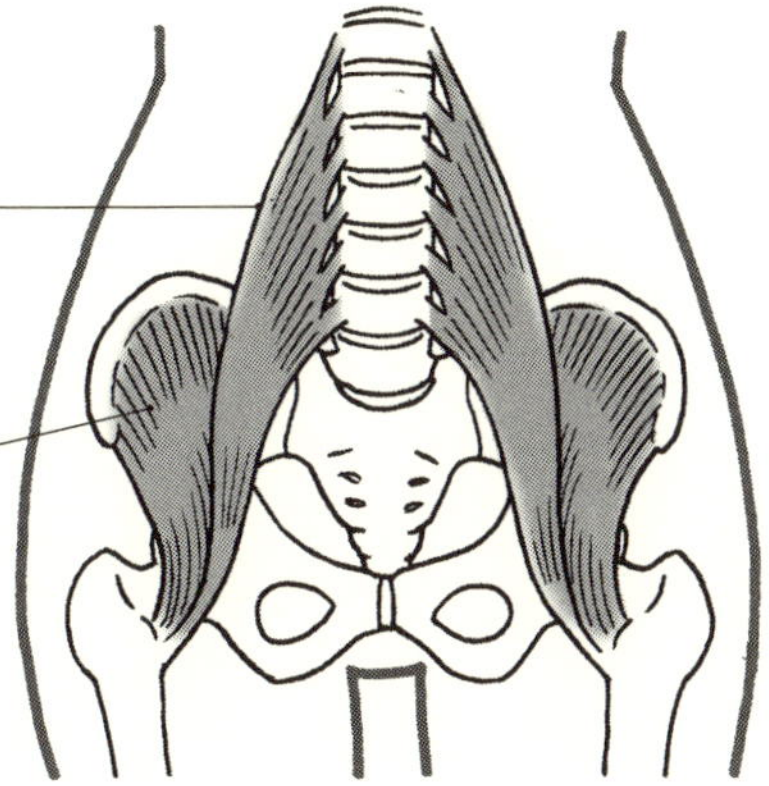

大動脈や大静脈にも影響が出てきます。

私はよく、「ホースを踏んでいる」と説明していますが、まさに硬い筋肉が血管を踏んづけて（圧迫して）、水（血液）の流れがよくない状態になっているのです。

おしりの筋肉をほぐしてあげれば、その周辺の筋肉もやわらかくなるので、ストッパーが外れたように、一気に下半身に血液が循環し始めます。

鼠径部で淀んでいた血液がサーッと下半身に流れ込み、勢いよく心臓に戻っていきます。

筋肉がゆるむと、筋肉内を通る血管も

ゆるんで太くなるので、流れる血液の量も潤沢になります。

すると、筋肉が温まるので、腰やおしり、脚といった下半身の冷えが解消され、血管の隣を流れているリンパの流れもよくなり、むくみもなくなります。

もちろん上半身の血液循環もスムーズになり、筋肉がやわらかくなって緊張が取れ、肩コリや首コリも解消します。

全身の血流がよくなれば、手足など体のあちこちの冷えや滞りがなくなるので、無駄な脂肪がつきません。脳も活性化されます。

患者さんのおしりの治療をしていると、みんな体が温まってポカポカしてくると言います。実際にむくみが取れるので、ピチピチだったジーンズが帰りにはスッと履けるようになっていたり、ブーツがパカパカになったりします。

1回の治療でもそれだけ変わるのですから、是非、おしりほぐしのエクササイズやマッサージを毎日の習慣にしていただきたいと思います。

第4章

おしりをほぐすと、人生が変わる

むくまない、冷えない人はおしりがやわらかい

●冷えが消えれば、頻尿の解消にも

冷えは女性共通の悩みです。中高年に限らず、若い女性でも

「足先や手が冷える」

「太ももが冷える」

「腰やおしりが冷える」

と、いろいろな冷えを抱えています。

その原因は血流が悪いことに尽きますが、その大元を探っていくと、おしりの筋肉や筋膜の硬さに行き着きます。

おしりの筋膜をやわらかくすると、下半身の筋肉が自由に動くようになります。筋肉の伸び縮みがポンプの役割を果たして、血管に圧をかけたりゆるめたりし、下半身、そして全身の血液の流れを促進するのです。

私の治療院に来る女性の患者さんの多くは冷えを訴えますが、おしりをほぐすと1回の施術で効果を実感してくれます。とくに、大臀筋はおしりを覆っている大きい筋肉なので、これをほぐすと大きく改善します。

また、おしりをほぐして、骨盤まわりの冷えがとれると、頻尿や膀胱炎などのトラブル解消にも役立ちます。

膀胱が冷えていると機能が低下するので、雑菌に負けて膀胱炎にかかりやすくなります。また、膀胱の内壁が過敏になるため、尿が少したまっただけでトイレに行きたくなり、頻尿になります。

とくに頻尿は、中高年女性に非常に多い症状で、

「外に出たら、トイレの場所を探さないといられない」

「夜中に目が覚めるから、ぐっすり眠れない」

など、不安や悩みが大きいものです。

今は頻尿のための薬もいろいろありますが、薬を飲む前にまず、大臀筋をゆるめるという根本治療を行いましょう。

●リンパの流れがよくなるのでむくみが消える

夕方になると足がむくむという女性も多いでしょう。

座りっぱなしでいると下肢の血液やリンパ液の流れが悪くなって上体に戻らず、下にたまってしまうからです。それで、靴やブーツを履こうとするとパンパンで入らない、という現象が起きるのです。

「いつもむくみがち」という人は、血流やリンパの流れが悪いことが普通になっています。

リンパ液というのは、血液成分のひとつである「血漿《けっしょう》」が血管から染み出たものです。染み出た先の細胞に酸素や栄養を届けたり、老廃物を回収したりして血管に戻りますが、戻らずに細胞間にとどまったり、リンパ管に入ったりするものもあります。

このリンパ液が細胞間に多くたまりすぎたり、リンパ管の流れが悪くなったりすると、むくみという症状が出ます。

むくみの解消法としてよく脚のマッサージが推奨されていますが、血液やリンパの流れを止めている元凶は、固まっているおしりの筋肉です。

それが股関節をロックし、その周辺の筋肉や筋膜の動きを悪くし、鼠径部を圧迫し血液やリンパの流れを滞らせているのです。

脚を直接マッサージするのもいいですが、それは一時的なことであって、むくみの原因は解消しません。まずは、おしりをほぐして、下肢から上体へ血液とリンパがスムーズに流れるような環境を整えることが先決です。

知らなかった！おしりとひざ・腰の深い関係

●コラーゲン注射や水抜きなしで改善します！

「転んでひざを打ったわけでもないのに、ひざが痛い」

「ジョギングも山登りもしていないのに、なぜひざが痛むのだろう？」

という患者さんがよくいます。つまり、何もしていないのに痛い、というわけです。

そして整形外科を何軒も回った結果、ヒアルロン酸やらコラーゲンやらの注射を打ったり、腫れて水がたまってきたといって、水抜きをしている人がたくさんいます。

しかし、ひざという部分だけを見ての治療は、根本的な治療とは違うのです。そのため、そうした注射や水抜きはずっと続けなければなりません。

では、**根本的な原因は何かというと、ひざ痛の7〜8割の原因が、おしりの硬さにあります。中臀筋が硬くなった結果、そこからひざ下までつながっている腸脛靭帯が引っ張られて縮み、ひざの関節を圧迫しているのです。**

痛みの多くは、使いすぎによるある部分の筋肉疲労が他の部分に現れた結果であることが多く、注意深く体全体のバランスを調べ、原因を追究していけばわかるものです。余談ですが、整形外科ではそうしたマクロの視点で原因を調べることがないように思います。

原因がわかれば、治療は簡単です。

実際に、中臀筋をゆるめるだけで、痛みから解放された方がたくさんいるので、ぜひ第2章で紹介した「チクタクエクササイズ」や「中臀筋ほぐし」を行いましょう。

あなたのひざのお皿はまだ動く？

中臀筋をゆるめるという根本的な治療を行わず、ひざの痛みを放置しておくと、ひざ関節が変形してしまうことがあります。こうなると完治は難しく、最終的には手術に頼らざるを得なくなってしまいます。

あなたのひざのお皿はまだ動きますか？　床に直にペタンと座って脚を伸ばし、リラックスしましょう。そして、手のひらで膝蓋骨《しつがいこつ》（ひざのお皿）を動かしてみてください。

楽に動けば、まだ治る可能性が高いです。今のうちに、是非おしりをゆるめましょう。中臀筋がゆるめば腸脛靭帯もゆるむので、ひざの関節の中が自由になり、筋肉が水を吸収して水が消えていきます。

●その痛み、腰痛ではなく臀痛かもしれない

腰痛は今、老若男女を問わず、悩んでいる人が増えている現代病です。生死に関係しないとはいえ、痛みによるストレスや生活への影響は大きく、ひざ痛や坐骨神経痛へ波及する恐れもあり、放ってはおけません。

しかし、腰痛の85％は、Ｘ線やＭＲＩなどの検査で異常の見られない非特異的腰痛であるとされ、整形外科では有効な治療法がないというのが現状です。

中臀筋が拘縮すると、ひざに痛みが生まれる

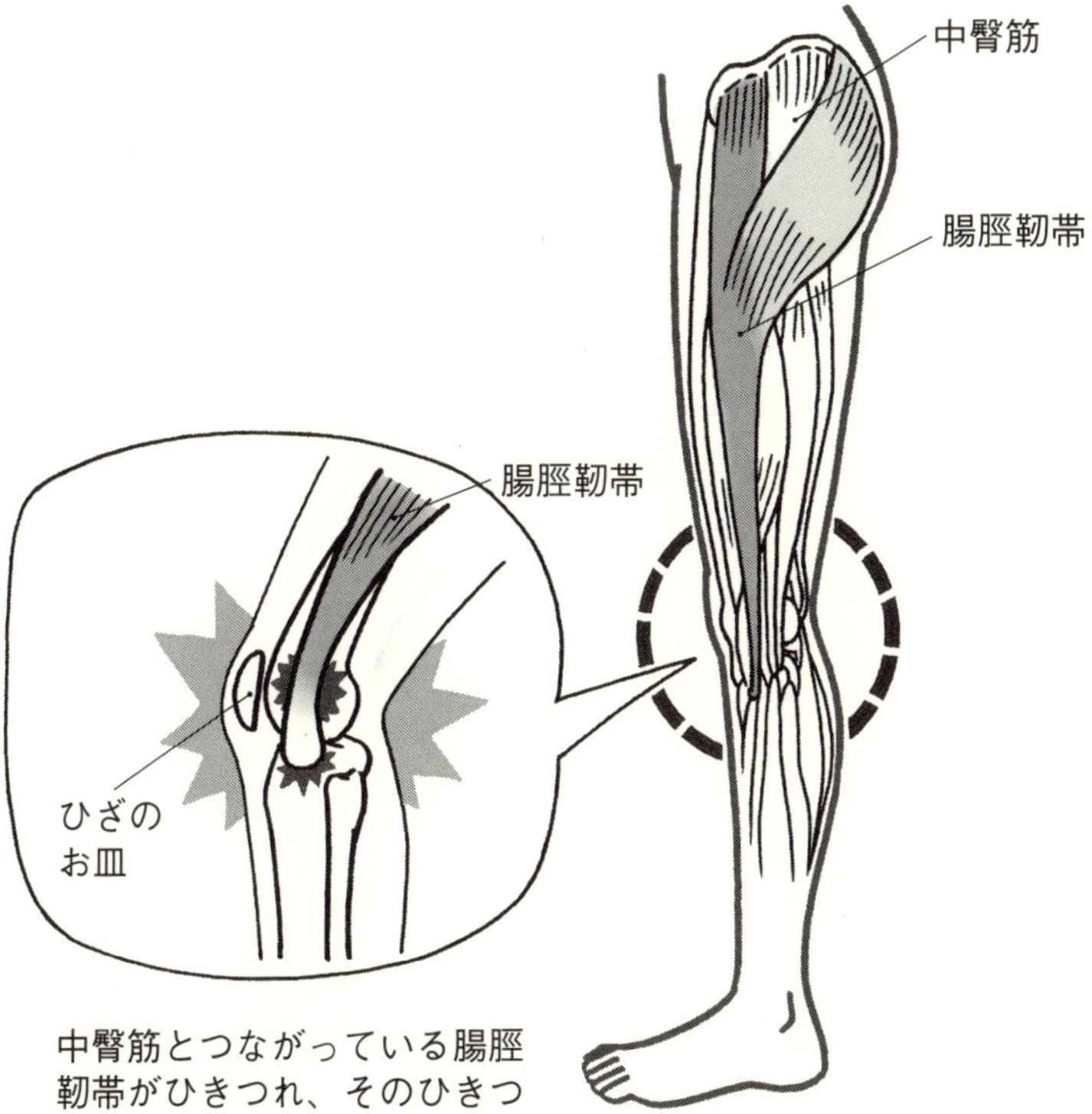

中臀筋とつながっている腸脛靭帯がひきつれ、そのひきつれがひざの内部を圧迫し、ひざの痛みが起こる。

本当でしょうか？　この見解には、整形外科領域において見落としている点があります。**それは、「筋肉・筋膜・靭帯などの軟部組織がどのような状態にあるか」という点です。**

Ｘ線には筋肉が写りません。ＭＲＩでは、筋肉の存在や断裂の有無はわかりますが、柔軟な状態なのかといったことは映し出せません。

整形外科的治療で治らない腰痛は、骨には問題がなく、また軟部組織に断裂もなく、中臀筋とそれを包む筋膜の拘縮や癒着に問題がある場合が多いのです。中臀筋が拘縮するので骨盤が前へ傾き、腰椎が圧迫され、腰が痛くなります。

よく、直立姿勢でいたり、歩いたりして腰が痛くなったとき、腰の周囲を握りこぶしでトントン叩くことがあるでしょう。

実際は腰を叩いてもあまり効果はなく、おしりの上部を叩いたほうが一瞬楽になります。上部には腰痛の原因である中臀筋があるので、それが叩いたことでゆるむと、腰椎を包む脊柱起立筋の緊張が減少し、一瞬ですが楽になるのです。

このことからもわかるように、私たちが「腰が痛い」と思って「腰痛」と名付けているものは、実は「臀痛」だったのです。

臀筋は筋肉の中で最も鈍感であるために、痛さをあまり感じません。そのため臀筋が硬くなっていることに気づけないのです。

現代人は長時間、椅子に座るなど、中臀筋に負荷を与えているので、臀部の筋肉が硬くなり、筋膜が肥厚しています。

その結果、腰痛を発症することが多くなっています。

硬くなったおしりをほぐすには、本書で紹介するエクササイズやマッサージを行い（→66ページ～）、脚がよく上がるようになったら、朝の散歩をしましょう（→86ページ～）。

筋肉が硬くなっているからと、一般的なストレッチをやっても意味がありません。

また、中臀筋が硬いまま、スポーツや筋トレを始めるのもよくありません。さらに中臀筋を硬くし、腰痛がひどくなってしまいます。

肩コリ・首コリは おしりから解消する

●おしりの硬さが肩コリ・首コリの原因だった！

会社やプライベートでパソコンやスマホを長時間見続けるという生活が当たり前になっている現在、肩コリや首コリを訴える人が増え続けており、とどまることがありません。

パソコンやスマホの画面を見るときは頭を前に突き出したり、うつむいたりするため、4~5キログラムもある重い頭を支える首や肩の筋肉が酷使されるのです。

また、座って長時間作業をしていると、背中が自然に丸まってきて背骨が「C字型」になってしまいます。

これが、肩や首だけでなく、腰痛や股関節痛などの原因にもなります。

意外かもしれませんが、**肩や首のコリを抱えている患者さんのほとんどが、腰痛や股関節痛、ひざ痛といった不調も抱えています。**

反対に、股関節やひざ痛があるために、立ったり歩いたりするときに上体に無理な力が入り、肩が凝っているという人もいます。

こうした一連の相互関係を見ていくと、すべての原因の根本は姿勢の悪さにあり、そのさらなる原因は、おしりの硬さであることがわかります。

おしりをほぐして、無理なく自然な姿勢がとれるようになると、肩や首に力を入れる必要がなくなり、もっと楽に作業できるようになるでしょう。

椎間板ヘルニア・坐骨神経痛といわれていた症状まで改善！

●「椎間板ヘルニアもどき」を知っていますか？

「椎間板ヘルニアと医師に診断されたんですが、手術はしたくないので、いい方法はないですか？」

と、私の治療院に来院される患者さんが多くいます。**しかし、このうちの約80％が、筋膜マッサージのみで痛みから解放されています。ここ30年以上の私の経験では、実際に手術を受けた患者さんは6名のみ。**

それ以外の方は何だったのでしょうか？

それは**「椎間板ヘルニアもどき」**だったのです。

ヘルニアもどき　　　　椎間板ヘルニア

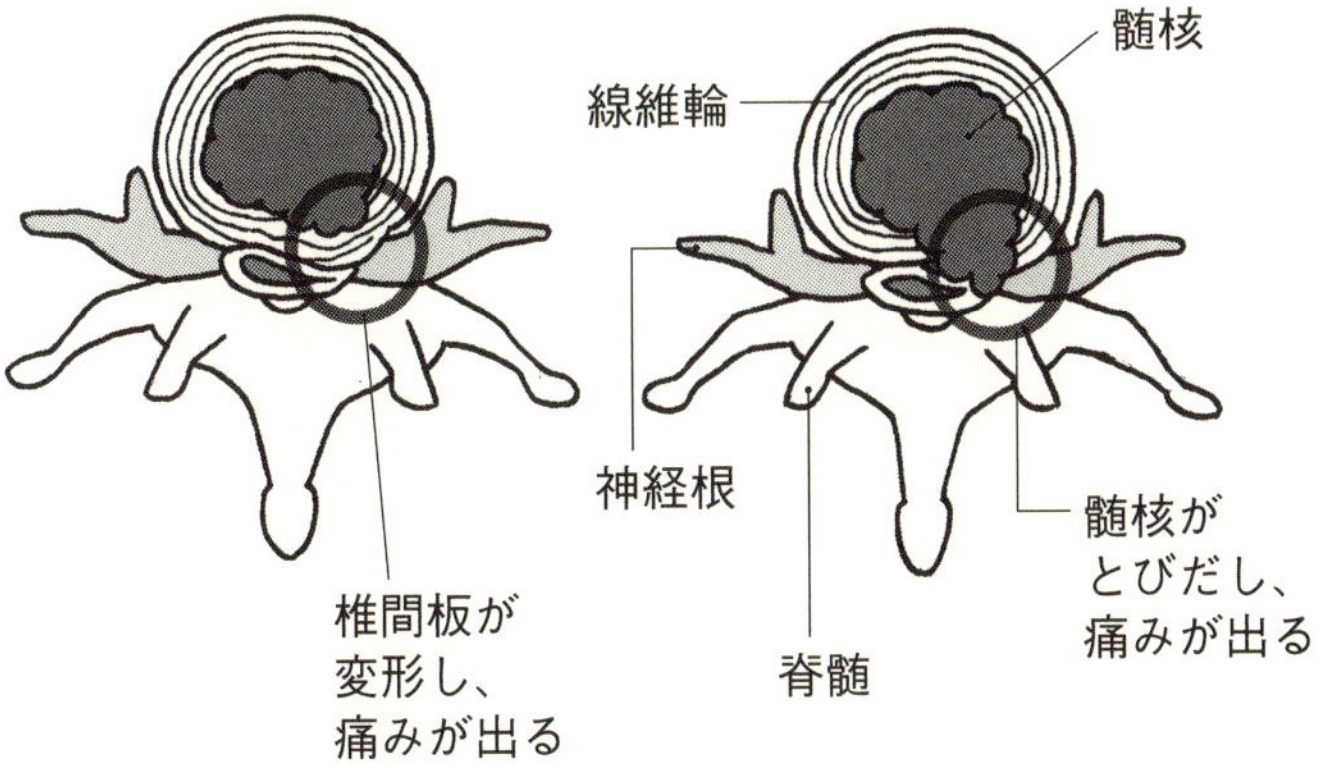

椎間板ヘルニアとは、背骨の椎間板が圧迫されることで、その中心にある「髄《ずい》核《かく》」というゲル状の物質が、それを囲む「線《せん》維《い》輪《りん》」から飛び出してしまう病気です。その髄核が神経を圧迫するために、下肢に強い痛みが走ります。

　髄核が完全に飛び出してしまっていたら、これを元に戻すのは難しく、手術に頼らなければならないでしょう。

　しかし、そうではないケースがあります。**椎間板が圧迫され、椎間板全体が変形しているために神経を圧迫しているケースです。この場合は、筋膜マッサージによって痛みを解消することができるの**

です。

私はこの状態をあえて**「椎間板ヘルニアもどき」**と呼んでいます。

単純に、中臀筋の緊張をゆるめ、骨盤の傾きを正常に近づけるだけで、腰椎への圧迫は軽減されます。

すると、その結果引き起こされていた椎間板への圧迫が解消されるので、痛みがなくなるというわけです。

●坐骨神経痛も「椎間板ヘルニアもどき」が原因のことも！

椎間板ヘルニアを放っておくと、坐骨神経痛へと症状が変わることが多くあります。

坐骨神経痛とは、腰（仙骨）から始まって大腿後面（太ももの後ろ）からひざの裏を通り、足裏へと走る坐骨神経が痛むもので、片足だけに痛みが出るのが特徴です。

痛みの他に脚のしびれが現れたり、ひどくなると、麻痺や痛みによって歩行困難に陥ることもあります。

すると、日常生活に支障をきたすばかりでなく、脳への刺激が激しく不足するため、

「椎間板ヘルニア」の検査法

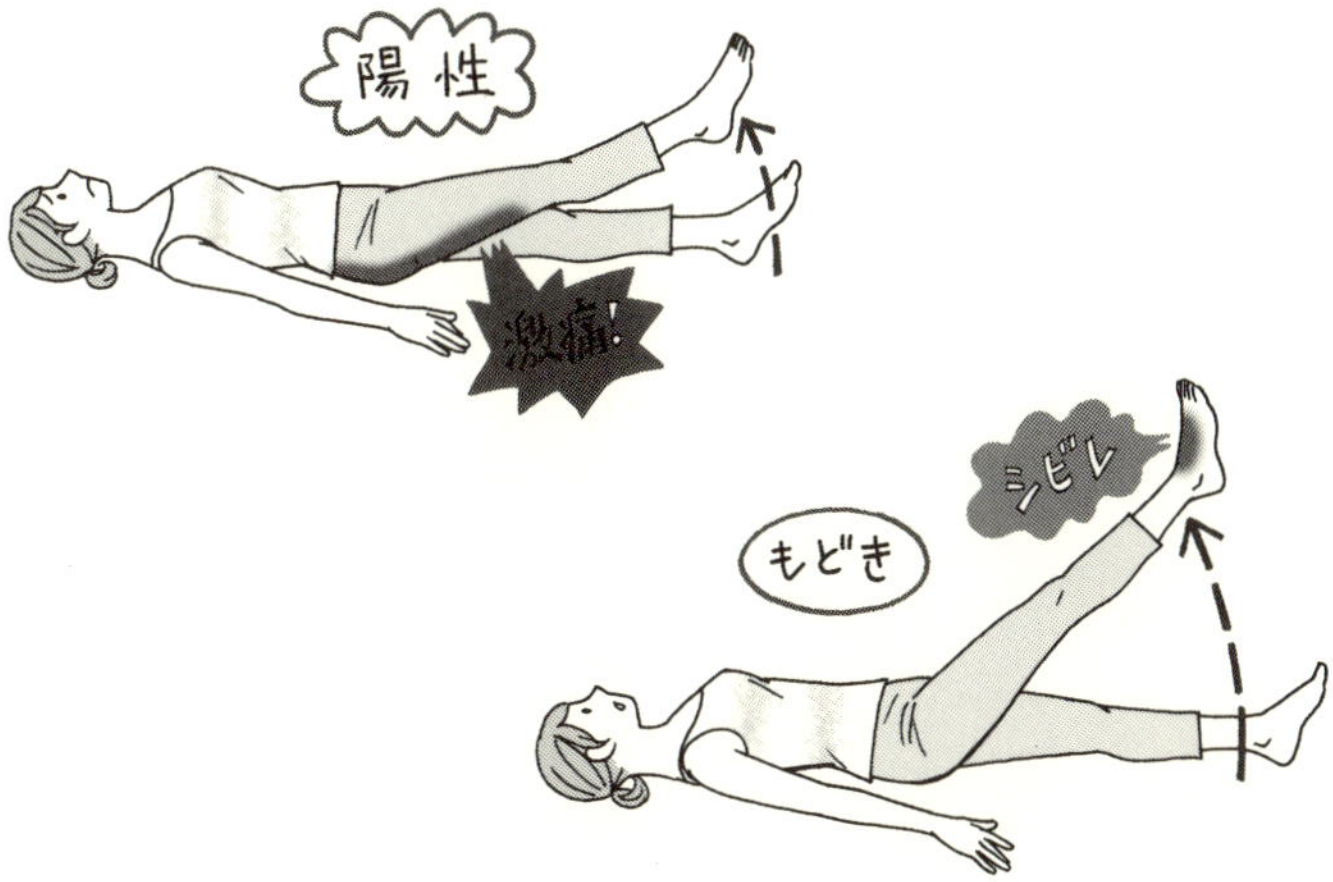

認知症になりやすいのです。

しかし、坐骨神経痛と診断された方の中には、その原因である椎間板ヘルニアが、椎間板ヘルニアもどきの場合もあります。すると、手術など考えなくてもよくなり、治療法が違ってきます。

症状も違ってくるので、ここで、検査法を紹介しましょう。

①仰向けに寝て、両足を伸ばす。

②痛む側の脚を伸ばしたまま、ゆっくりと上げていく。

③20~30度まで上げたときの脚の状態を知る。

③の状態になったとき、脚がしびれて激痛が走り、脚をそれ以上上げられない人は、椎間板ヘルニアによる坐骨神経痛です。

③でしびれがあっても脚を上げられる人は、〝椎間板ヘルニアもどき〟による坐骨神経痛です。

後者の場合は、しびれが大腿部の後ろ側ではなく外側に出るのが特徴で、前脛骨筋《ぜんけいこつきん》（すねの前側や外側）を通って足の甲部へと走ります。この「もどき」からのしびれは、中臀筋をゆるめることで解消します。

坐骨神経痛の痛みの多くは「もどき」から起こることが圧倒的に多いので、整形外科的な治療だけでなく、「おしりほぐし」も考えてみてください。

やわらかおしりが、下半身の脂肪も消す

股関節をよく動かして下半身の筋肉を使おう

おしりや太もものセルライト（脂肪のかたまり）を気にしている女性は多いでしょう。セルライトがあると皮膚に凸凹が現れるため、見栄えがよくないと思って、セルライト除去のマッサージなどを受けている人もいます。

しかし、それは一時的な効果にしかなりません。

セルライトを除去するには、その原因である「冷え」を解消することが重要。

セルライトは皮下脂肪がたまった結果、肥大してかたまりになりブロック状に点在しているものですから、そうならないよう、皮下組織の血行不良を改善する必要があ

ります。

現代人にはおしりの筋肉が硬くなって血行不良を起こしている人が多くいます。さらに、おしりの筋肉は鈍感で冷えを感じにくいため、おしりを温めようという発想もありません。つまり、十分にケアできていないのです。

おしりをケアするといっても特別なことをする必要はありません。おしりの筋膜をゆるめたうえで、十分に歩けばいいのです。

私たちの体の中の筋肉は、約70%が下半身に集まっています。そのため、よく歩くだけで熱を発生し、おしりだけでなく下半身全体を温めることができます。

また、水分をとりすぎて冷えている（東洋医学では「水毒症」という）現代人は、運動不足による代謝不良から、水分が体内に蓄積されてしまい、体温低下を起こしているケースも多くあります。

体温低下は、アレルギーの悪化や風邪、インフルエンザといった感染症の発症など、いろいろな病気を引き起こす原因です。

体を温める一番の方法は、中臀筋をゆるめ、股関節が十分に動くようにすることです。すると、おしり全体から太ももの動きがよくなるため下半身から温まりますし、脂肪代謝も上がり、結果的におしりと太ももの脂肪やセルライトが解消してスッキリします。

また、お腹の深部にある大腰筋の動きもスムーズになるため、お腹まわりの脂肪代謝もよくなります。

中臀筋をゆるめて、よく歩くことは、お腹、おしり、太ももといった下半身の脂肪を解消するだけでなく、熱を発生させて、脂肪そのものをつきにくくさせる効果もあるのでおすすめです。

●やせたい人は朝一番のウォーキングを

不要な脂肪を解消して、スッキリやせたいという人は、まず中臀筋をゆるめるエクササイズやマッサージをしたあと、朝一番にウォーキングをしましょう。

朝一番というのは、食事前がベストということ。

朝、空腹のときは交感神経が優位になっているため、内臓器官が活発に働き、エネルギー代謝が非常に高いのです。それに比べ、夕方以降は副交感神経が優位になり、体が眠るための準備をしているので、運動には向きません。

ただし、食事前とはいっても、水分補給は必須です。

一晩寝ている間に水分は蒸発し、その間水分補給をできずにいるので、体は乾いています。十分に水分をとってから歩き始めましょう。

中臀筋が固まったまま歩いていると、せっかく歩いても下肢の筋肉がきちんと使われないため、エネルギー産出量が全然違います。

ぜひ中臀筋をやわらかくして歩き、血液やリンパの流れもよくしましょう。それが、脂肪の撃退や予防につながります。

おしりをほぐすだけで、眠りが劇的に変わった！

●仰向けで眠れないのは「習慣だから」ではありません

私たちは、仰向けで「大」の字に寝られれば気持ちがいいことを知っています。しかし、横向きやうつ伏せで寝るのが習慣という人がいるのはなぜでしょうか？

それは、中臀筋が硬くなっているため、腰が反っているからです。このような人は仰向けに寝ると、腰と布団との間にすき間が空き、ひどくなると握りこぶしが入るほどになります。

この状態で寝ていると腰が痛くなるので、体が自然に楽な姿勢を求め、横向きやうつ伏せになっているのです。

しかし、それを腰のせいだと本人が思わず、「横向きで寝るのが自分の習慣だ」と考えている人も多いのです。

まずは、自分の寝姿勢が習慣ではなく、中臀筋の硬さによる腰の反りが原因であることを自覚してください。

中臀筋をほぐしさえすれば、腰がストンと落ちて平らになり、力が抜けてぐっすり眠れるようになります。

反り腰を放っておくと、あごのゆがみや五十肩に！

反り腰であるがゆえに、横向きやうつ伏せで寝ていることを放っておくと、やがて、あごが圧迫されてゆがんできたり、下になるほうの手が圧迫されてしびれてきたりします。

あごのゆがみは、頭痛や首・肩のコリに発展していきます。よく、噛み合わせの治療を行っている人がいますが、原因である中臀筋をゆるめる施術と同時に行わなければ完治は難しいでしょう。

　また、腕のしびれが慢性的になると、四十肩や五十肩のように何もしなくても痛い、まったく動かせないから生活が不便でしかたないといった症状を呈してくることもあります。

　これらの症状の原因が、すべて中臀筋の硬さゆえの寝姿勢にある可能性が高いのです。

　寝返りを打つのはいいことですが、寝姿勢が定まらないために、一晩中、寝返りを打って、それでぐっすり眠れない人もいます。不眠が続くと、やがて自律神経の障害が起き、うつに陥る場合もあるので早いうちに寝姿勢の改善に取り組みましょう。

　また、腰が反っている人に対し、少しひざを立たせて、その下に丸めた毛布などを入れる方法をすすめる専門家がいます。確かに、こうすると腰の反りがなくなりますが、一時しのぎの対症療法でしかありません。

　根本的な原因は、やはり中臀筋の拘縮と中臀筋の筋膜の癒着や変形にあります。中臀筋をゆるめて、仰向けで楽に寝られるように改善することが第一です。

腸内も脳も、おしりほぐしで生き生きと変わる

●下痢や便秘をくり返す人は中臀筋に注目！

腰痛持ちの人の中には、下痢や便秘をくり返す消化器障害を持っている人も少なくありません。

なぜならば、腰痛の人は出っ尻になり、脊柱起立筋が緊張して硬くなるので、腸への神経伝達が正常にできなくなり、腸も緊張状態になるからです。

すると、腸壁が敏感に反応して蠕動《ぜんどう》運動が強くなるので下痢になったり、便秘になったりします。両方をくり返すこともあります。

今は、「腸もみ」のようにお腹を直接マッサージする方法もあるようですが、それ

では根本的な解決になりません。

あるとき、「ギックリ腰が治らない」と言って、私の治療院を訪ねて来た方がいました。そこで、臀筋の拘縮をほぐしたところ、ギックリ腰は一発で治り、機嫌よく車で帰っていきました。その方は、わが家が見えてきたところで急に激しい便意に襲われ、そのまま靴も脱がずにトイレに駆け込んだというのです。

それほど、**おしりほぐしは腸への影響力も重大です。ここまでではなくても、おしりほぐしの結果、便通がよくなったという声をいくつももらっています。**

おしりがやわらかくなれば、背骨や骨盤の位置が正しくなるので、腸内環境がよくなることにつながります。

腸内環境と脳には深い関係が

最近はとくに、腸内環境が注目されています。

それは、腸が心身の健康に大きな影響を及ぼすばかりか、脳の働きとも密接につながっていることが研究報告されているからです。医学では**「脳腸相関」**という言葉がありますが、腸内フローラ（腸の細菌の集まり）の異常は脳への信号伝達を狂わせ、また脳のストレスが腸内フローラを変化させます。

ですから、中臀筋をマッサージし、おしりをやわらかく保つことは、腸の働きを活性化して腸内フローラをいい状態に保つこと、さらには、脳の活性化をすることにもつながるといっても過言ではないでしょう。

別の面からも、おしりほぐしは脳のためにおすすめです。

おしりが硬くなって、ひざ痛や脚のしびれが起こると、歩くことをおっくうがったり、やがて困難になったりします。すると、歩行による脳への刺激が極端に減るため、認知症にかかりやすくなるのです。

腸と脳がつながっているばかりか、その源をたどっていくと、おしりと脳はつながっているとさえいえます。生涯、脳を生き生きと働かせたいと思ったら、是非おしりほぐしを日課にしてください。

婦人科系の病気まで改善する おしりほぐしの力

●おしりからの冷えが婦人病の原因に

女性にとって、子宮筋腫や内膜症、卵巣嚢腫《のうしゅ》、生理不順といった婦人科系の病気は大きな悩みであり、決定的な治療法がなく、辛さに耐えている人も多いでしょう。

こうした例に共通していえるのは、冷え性であるということ。このような方はとくにおしりが冷えているのですが、おしりの脂肪は厚いので、冷えを自覚できません。

そのため、**薄着でおしりを冷やし続ける方も多く、それが生理の不調や子宮の病気、不妊症といった思いがけない症状につながることが多いのです。**

さらに、冷えて硬くなった臀筋は冷え性の原因になるほか、子宮や卵巣を支える仙《せん》骨《こつ》子《し》宮《きゅう》靭帯《じんたい》などのバランスも崩します。この結果、子宮や卵巣の機能が低下するのです。

また、おしりの筋肉、とくに、中臀筋が硬くなると骨盤の内側に位置する大腰筋や腸骨筋も硬くなり、子宮が一方向に引っ張られます。中臀筋の硬さは左右対称ではなく、どちらかがより硬いので、その方向に引っ張られてしまうのです。

子宮も卵巣も一方向に傾くと、それに引っ張られて一方だけに嚢腫ができやすくなります。生理痛で片側にひきつった痛みが出るのもそのためです。

●仙骨にカイロを貼るだけで、不妊症や頻尿も治る!?

婦人科系の病気や不調を解消するには、おしり、とくに大臀筋をゆるめて、血行をよくすることが第一です。大臀筋は仙腸関節のところから始まっているので、ここにボール2個をあて、脚を動かしてマッサージします。すると筋膜と筋肉の緊張がとれてやわらかくなるので、血流がよくなり、おしりが温まります（↓74ページ～）。

血行をよくするには…

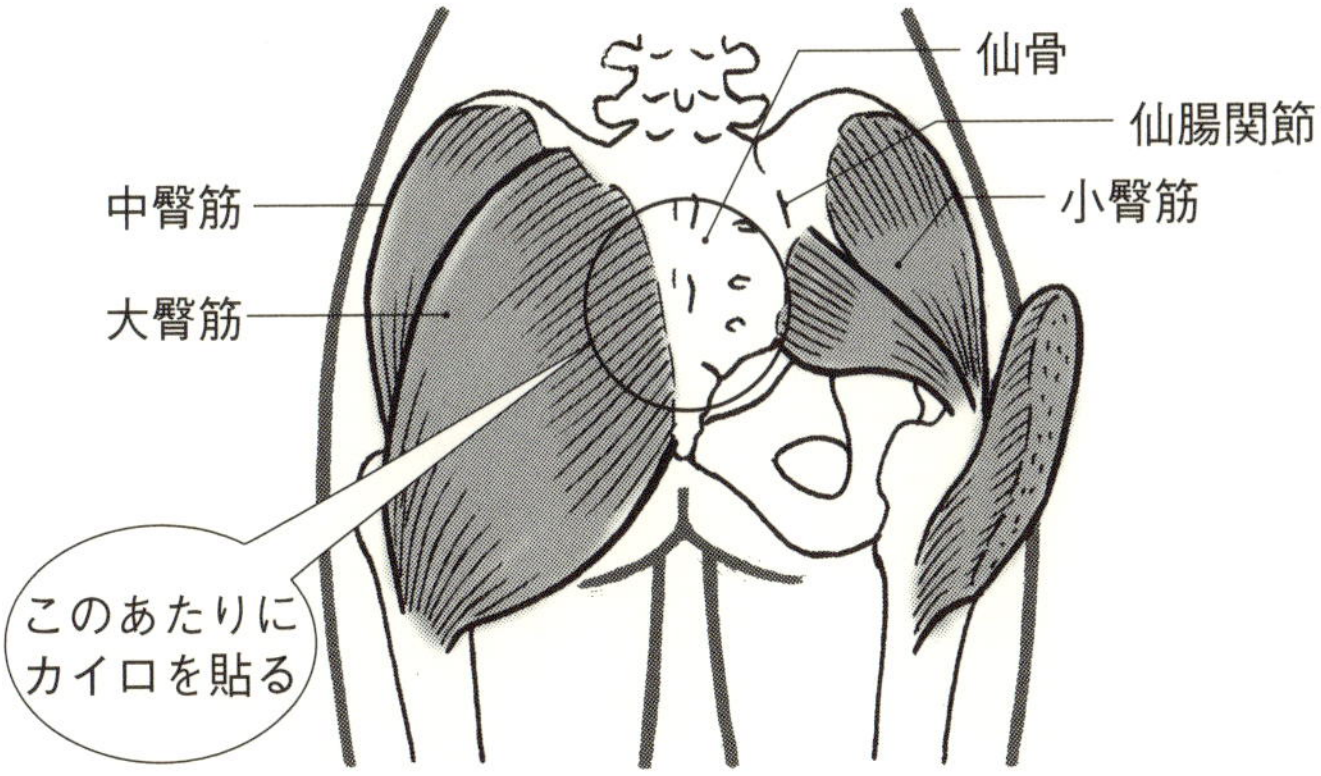

おしりが温まると、冷えによって低下していた子宮や卵巣の機能が回復します。

さらに、おしりを温めて婦人科系の不調を改善する簡単な解決法を、もうひとつお教えしましょう。

それは、仙骨のところに常にカイロを貼っておくことです。

仙骨の両端にある仙腸関節から大臀筋が始まっていますが、日本人は大臀筋が小さいため、おしりが冷えやすいのです。だから、**仙骨のあたりを温めることで大臀筋が温まり、おしり全体が温まります。**

冷えが解消すると、子宮・卵巣の機能低下による子宮内膜症や不妊症などの改善にもつながるだけでなく、トイレが近くて悩んでいる頻尿も改善します。

膀胱が冷えていると、膀胱の内壁が敏感になってしまうため、普通は尿が300〜350ミリリットルぐらいたまったところでもよおすのが、100ミリリットルぐらいたまると、すぐに行きたくなるのです。

また、冷えで体が緊張していると、尿の出口の括約筋《かつやくきん》も閉まっているので、1回でスッキリ出し切ることができません。お風呂に入って温まると、ふとおしっこがしたくなるように、体が温まると括約筋の緊張もとれます。

膀胱の冷えを取るには大臀筋のマッサージ（↓74ページ〜）も効果がありますが、即行で温めて、それを持続させるには、仙骨にカイロを貼るのがおすすめです。

さらに、中臀筋ほぐしもあわせて行って、左右差をなくすようにしましょう。

よく歩くことも必要です。人間の筋肉の約70％は臀部から下肢に存在しています。ウォーキングによって下肢をきちんと動かすと熱量を多く産出し、それがおしりや骨盤まわりを温めることになります。

おしりほぐしで不妊症を解消

以前、産婦人科医と20年組んで、婦人科系の疾患に悩む女性を診ていたことがありました。そのとき、おしりほぐしで37人の女性が子宝に恵まれました。

よく「僕は間接的なお父さん」とジョークを言っていますが、**子宮や卵巣が冷えていると機能が低下してしまい、女性ホルモンバランス（黄体ホルモンや卵胞刺激ホルモン）が崩れます。そのため、不妊や流産が起こるのです。**

また、仙骨は副交感神経に直結しているので、おしりの大臀筋をゆるめることで、副交感神経が優位になります。すると、心身の緊張が解けるので、子宮や卵巣の機能が回復します。それによって女性ホルモンのバランスを整えることができます。

美しくまっすぐな脚が手に入る

O脚は老化とともに悪化する

日本人の女性の約70%がO脚や内股で悩んでいるといわれています。

さらに、歳をとると男女問わず、ひざを曲げてO脚で歩く人が増えてきます。これは、とても老人っぽい歩き方になるので、避けたいところです。

日本人にO脚が多いのは、骨格筋の弱さに問題があります。

西洋人に比べると、大臀筋が小さくて扁平なので、重力に対して上半身を支える力が弱いのです。すると、中臀筋の負担が大きくなり、硬くなってしまいます。

その結果、太ももの外側の腸脛靭帯が収縮し、太ももの内側にある内転筋に力が入

中臀筋の拘縮とO脚のしくみ

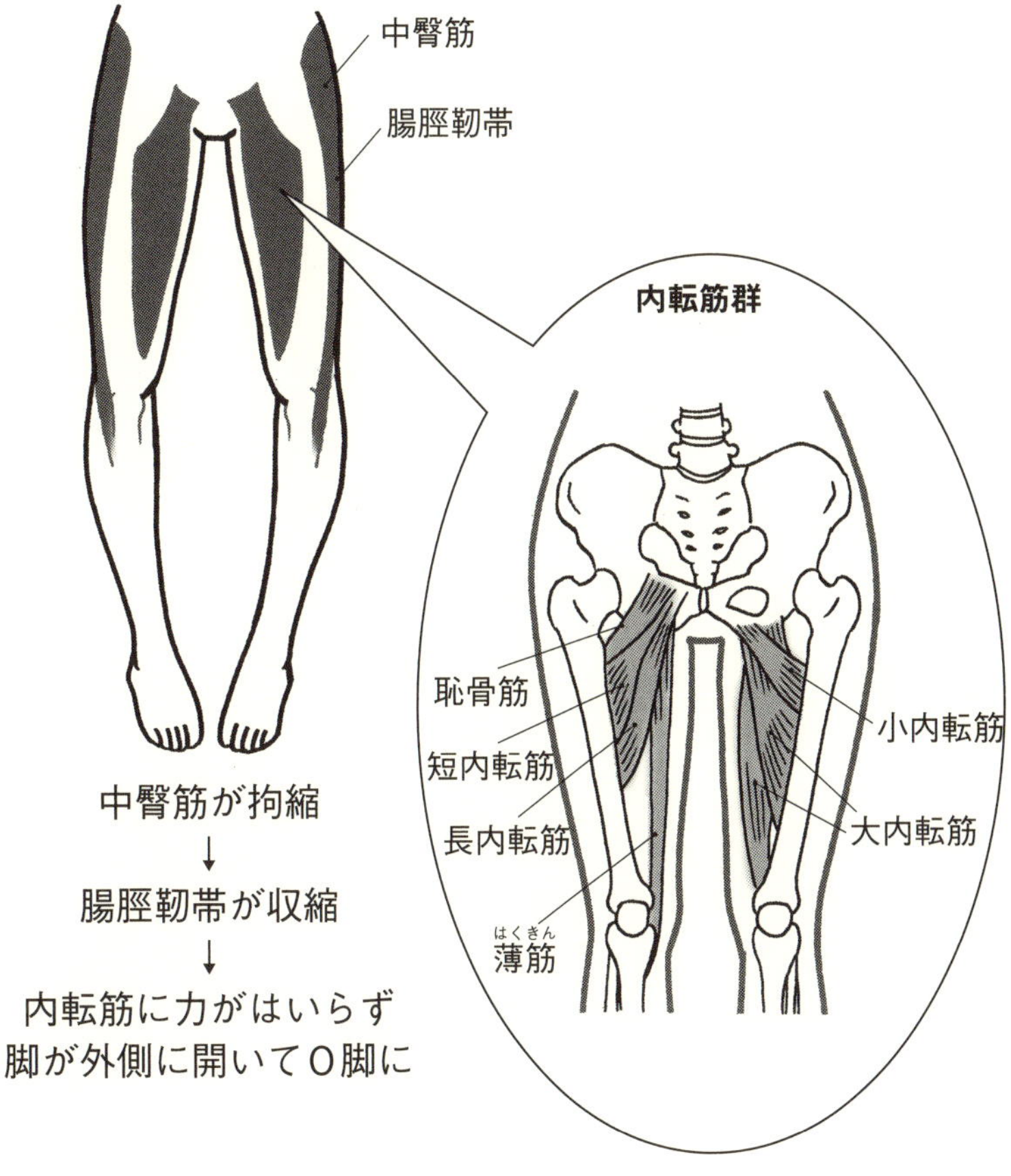

りにくくなり、O脚になってしまうのです。

一度、O脚のクセがつくと、重力によって少しずつ度合いが強くなっていき、靴底の外側が極端に減るので、ますます悪化していきます。歩いているときに、体重がガクンと外側にかかって、足首をねんざする可能性も高まります。

O脚を治すには、根本原因である中臀筋をゆるめること。そして、太ももの外側の腸脛靭帯の緊張をとり、内ももの内転筋に力が入るようにすることです。

中臀筋をよくほぐしたら、内ももにキュッと力を入れるようにして立ってみましょう。脚がまっすぐになっていませんか?

おしりが小さい人に多い内股

内股は、和服を着ていた昔の日本女性にとっては自然な歩き方であり、それが美しさでもありました。

しかし、現代人はパンツスタイルやスカート姿が多くなり、ひざが自由に動くようになったので、極端な内股歩きの人は気になりますし、目立ちます。最近は、男性にも内股の人がいます。

その理由は、おしりが小さい、細身タイプの人が増えたからです。こういう人の中臀筋は冷凍肉のように硬くなっていて動きませんから、骨盤（腰）を「ローリング」させ、内股で地面を擦るようにして歩くのです。

右脚を出すときは右骨盤を左側に回転させて内股で歩き、左脚を出すときは左骨盤を右側に回転させて、内股で歩きます。

この歩き方を改善するには、やはり中臀筋をほぐすしかありません。

歳をとって、ひざはO脚に曲がっているけれど、歩き方は内股という人もいるので、中臀筋ほぐしは必須です。

体が軽くなり、外出が楽しみに！

歩くのが楽しくなると、どんどん若返る！

今や、100歳まで元気に楽しく生きよう、という時代です。そのためには、自分の脚で歩いて、脳を若く保つことが大事です。

歩けなくなったり、腰やひざが痛いからといって歩くのが面倒になったりすると、運動不足から肥満になりやすく、それが高血圧や高血糖といった生活習慣病を招きます。また、脳への刺激が激減するので、認知症にかかりやすくなってしまいます。

いつまでも、健康で若くいるための秘訣は簡単です。おしりの中臀筋をゆるめること。そうすると、脚がきちんと上がり、まっすぐ前に出るようになるので、無理なく

自然に軽やかに歩けるようになります。

もう「外に出るのが億劫」「できれば歩きたくない」という気持ちが吹き飛んで、歩くことが本当に楽しくなってきます。

確かに、気持ちばかり焦ってチョコチョコとしか歩けなければ、散歩は楽しくありません。でも、胸を張って、颯爽とかっこよく歩けたとしたらどうでしょう？

こんなに気持ちのいいことはありません。

しかも、中臀筋や大臀筋がちゃんとゆるんでいるので、おしりの筋肉を使って歩いているこことが実感できます。それまでは、骨盤や腰のあたりが固まったままですから、歩いていても、「ただ脚を使って移動している」という感じですが、それが「おしりをしっかり動かして歩いている」という感覚に変わります。

日本人特有の平べったい扁平尻ではあっても、それが自然な状態であれば、かっこよく見えます。決して、西洋人のようなポッコリおしりになることがゴールではありません。

よく「歩き方に年齢が出る」といいますが、若くても、チョコチョコ歩きをしていたらだいぶ老けて見えることでしょう。反対に、何歳であっても、自然にゆるんでいるおしりで、優雅に大股で歩いている人を見たら、「若くてかっこいい」と思うのではないでしょうか？

中臀筋をゆるめるだけで、何歳になっても若く、健康でいることができるのです。

おわりに

「おしりの筋膜と筋肉をゆるめる」というと、なかなか難しかったかもしれませんが、エクササイズを実際にやってみて、いかがでしたでしょうか。

本書では、どなたでも、毎日好きなときに、場所を選ばずにできるようにと、いろいろなパターンの「おしりほぐし」を考えました。

寝転んでテレビを見ている時間があったら、即テニスボールをおしりの下にあててゴロゴロしてください。

もし、椅子に座って見ているのであれば、座って行うやり方を即実行です。

そして、トイレに立ったついでに、壁や机を使ったストレッチをやって、その勢いで「チクタクエクササイズ」。

散歩に出たら、モデルウォーキングです。

もちろん、毎朝起きたら一連の「中臀筋・大臀筋ほぐし」をやってウォーキングするというのが理想ですが、完全にできなければダメということはありません。できる範囲で、自分のペースで生活の中に取り込み、習慣づけてください。

今まで、中臀筋を意識したことがなかった人は、ほんの少しボールでマッサージしたり、チクタクエクササイズを行うだけでも、格段に腰回りが動きやすくなることを実感できます。

「ここをほぐせばよかったんだ！」と、感動する方々を、私は治療の現場で何人も目の当たりにしてきました。

おしりをほぐすことは本当に気持ちがよいことなのです。

その「気持ちよくなった」という感覚を大事にし、毎日適度に続けていってください。そして、心と体に余裕を持ったカッコいい〝ヤングじいさん〟〝ヤングばあさん〟を目指しましょう。

日本は超高齢化先進国ですから、世界の手本になるような素敵な老人があふれた国になることを心から祈っています。

日々のおしりほぐしが、あなたの体を健康に保ってくれるはずです。

I．P．F研究所主宰
磯﨑文雄

参考文献

『肩こり・腰痛・膝痛がたちまち消える！ 筋膜リセット』磯﨑文雄／著（青春出版社）
『「筋膜（きんまく）マッサージ」でつらい腰痛が消えた！』磯﨑文雄／著（青春出版社）
『自分でできる筋膜マッサージ―からだの芯からコリをほぐす』磯﨑文雄／著（日本文芸社）
『分冊解剖学アトラス１運動器』（第６版）平田幸男、ヴェルナー・プラッツァー／著（文光堂）
『からだのしくみ事典』浅野伍朗／監修（成美堂出版）

著者紹介

磯﨑文雄　I. P. F研究所主宰。自身の腰痛をきっかけに筋膜理論に出合い、治療師を志す。ホリスティック医学の一環として、筋膜理論の研究を続けるかたわら、日本人の体に合った独自の筋膜マッサージ法を確立。35年間で８万人以上の治療を行ってきた。その的確な施術と即効性のある治療法は、プロスポーツ関係者にも広く信頼されている。著書に『肩こり・腰痛・膝痛がたちまち消える！筋膜リセット』（小社）などがある。

100歳《さい》まで歩《ある》ける
「やわらかおしり」のつくり方《かた》

2018年３月10日　第１刷

著　　者　磯《いそ》﨑《ざき》文《ふみ》雄《お》

発 行 者　小澤源太郎

責任編集　株式会社 プライム涌光
電話　編集部　03(3203)2850

発 行 所　株式会社 青春出版社
東京都新宿区若松町12番１号 〒162-0056
振替番号　00190-7-98602
電話　営業部　03(3207)1916

印　刷　中央精版印刷　　製　本　フォーネット社

万一、落丁、乱丁がありました節は、お取りかえします。

ISBN978-4-413-23081-0 C0077

中学受験 偏差値20アップを目指す
逆転合格術
西村則康

邪気を落として幸運になる
ランドリー風水
北野貴子

男の子の「困った」の9割はこれで解決する
男の子は「脳の聞く力」を育てなさい
加藤俊徳

入社3年目からのツボ
仕事でいちばん大事なことを今から話そう
森 憲一

他人とうまく関われない自分が変わる本
長沼睦雄

青春出版社の四六判シリーズ

たった5動詞で伝わる英会話
晴山陽一

丈夫で穏やかな賢い子に変わる新常識！
子どもの腸には毒になる食べもの 食べ方
西原克成
働き方が自分の生き方を決める
仕事に生きがいを持てる人、持てない人
加藤諦三

あなたの中の「自己肯定感」がすべてをラクにする
原 裕輝

あなたの誕生日に隠された運命を開くカギ
幸運が舞いおりる「マヤ暦」の秘密
木田景子